好命女人靠养

女性
病痛
自治通

熊瑛 ◎ 主编

U0388202

黑龙江出版集团
黑龙江科学技术出版社

图书在版编目（CIP）数据

女性病痛自治通/熊瑛主编.--哈尔滨:黑龙江
科学技术出版社,2017.2
ISBN 978-7-5388-9018-1

Ⅰ．①女… Ⅱ．①熊… Ⅲ．①妇科病－防治 Ⅳ．
①R711

中国版本图书馆CIP数据核字(2016)第231697号

女性病痛自治通

NÜXING BINGTONG ZIZHITONG

主　　编	熊　瑛	
责任编辑	马远洋	
摄影摄像	深圳市金版文化发展股份有限公司	
策划编辑	深圳市金版文化发展股份有限公司	
封面设计	深圳市金版文化发展股份有限公司	
出　　版	黑龙江科学技术出版社	
	地址：哈尔滨市南岗区建设街41号　　邮编：150001	
	电话：（0451）53642106　传真：（0451）53642143	
	网址：www.lkcbs.cn　www.lkpub.cn	
发　　行	全国新华书店	
印　　刷	深圳市雅佳图印刷有限公司	
开　　本	723 mm×1020 mm　1/16	
印　　张	10.5	
字　　数	120千字	
版　　次	2017年2月第1版	
印　　次	2017年2月第1次印刷	
书　　号	ISBN 978-7-5388-9018-1	
定　　价	29.80元	

【版权所有，请勿翻印、转载】

　　从古代男尊女卑的社会，到现在两性平等的时代，女人的能力已经普遍获得社会的肯定与认同。综观现代社会特质，可以发现女性的工作表现能力不但可以和男性并驾齐驱，甚至有时还会超越男性。而现代女人，常常要面临怀孕生子和工作压力，比起以前赋予女性"无才便是德"的观念，现代聪明能干的女人已普遍获得社会赞扬。

　　因为女人要表现得更聪明能干，所以就必须承担更大的生理与心理压力，如此一来，女人除了要练就更坚强的性格，维持健康的身体也是非常重要的。许多女人除了照顾自己，还要照顾家人，如果每天饮食当中没办法摄取充分的营养，身体健康很快就会亮起红灯。

　　爱美是人的天性，尤其对于女性，每个女人都想拥有美丽的容颜和优美的体态。随着社会的发展，人们的保健和爱美意识也不断增强，越来越多的女性意识到真正的美丽不能单单依靠化妆品的修饰和掩盖，而是由内而外焕发出健康与靓丽，尤其现代女性工作繁忙、生活压力大、精神紧张，容易产生免疫力下降、内分泌紊乱、毒素积存等多种导致健康问题的内因。从中医角度讲，这是脏腑损伤、功能失调、气血异常、阴阳失衡而致肌肤不养、脏腑失衡，由此可见，自内而外的调养是健康与美丽的根本。

　　本书从女性肌肤问题开始详细讲解，此外，还分别从女性常见的亚健康症状，经、带、孕、产常见病以及常见妇科杂病、更年期综合征等来分析女性疾病，对多种常见的女性症状和疾病进行了总结和分析，并列举了对症的民间偏方、特效本草、熏蒸、热敷、足浴足疗、中医理疗等多种健康疗法供广大女性患者选择。希望女性朋友能从中受益，做好日常保健护理，远离疾病的困扰，保持健康与美丽。

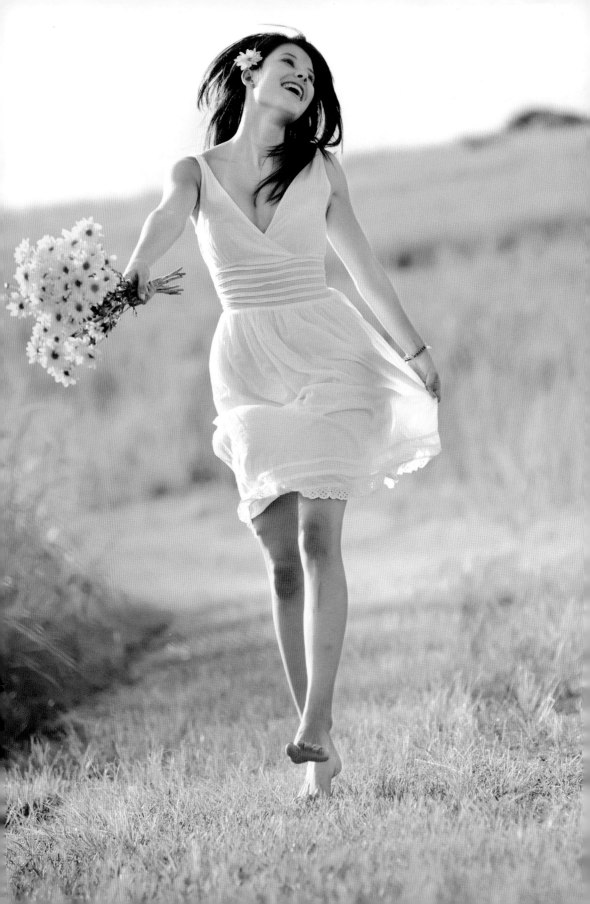

目录

Part **3**

身心轻松，小病小痛去无踪

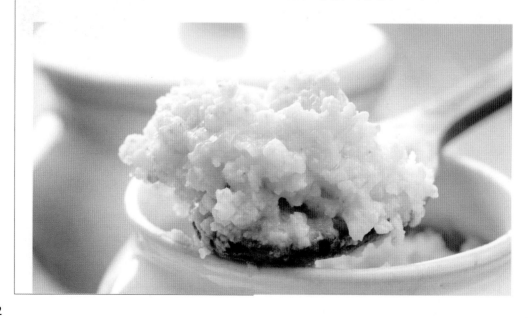

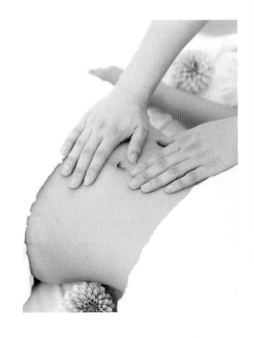

Part 5
辣妈养成，孕产烦恼轻松治

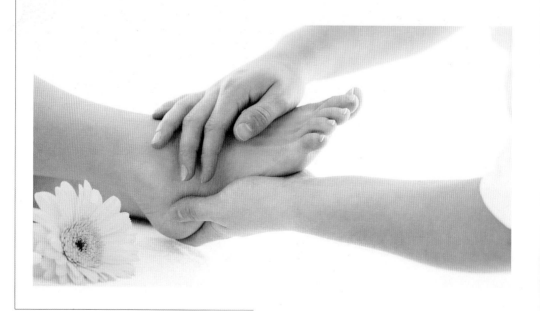

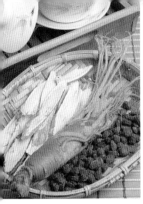
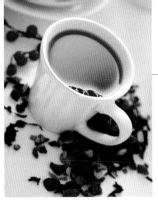

Part 6
平心静气，更年期也很美

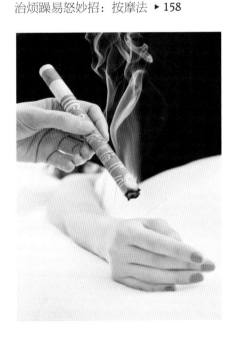

Part 1

善待自己的身体
更要学会爱自己

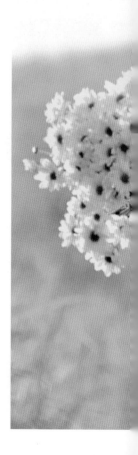

美丽永远是从健康开始的，
只有身体健康、体质良好的女性，
才能从内到外透露出良好的气色和精神状态。
《黄帝内经》认为："有诸内，必行诸外。"
也就是说，
身体内部的不健康，
会从外表显现出来，
所以说颜面反映了一个人全身的健康状况。
因此，要想做真正的美女，
必须从"内"做起。

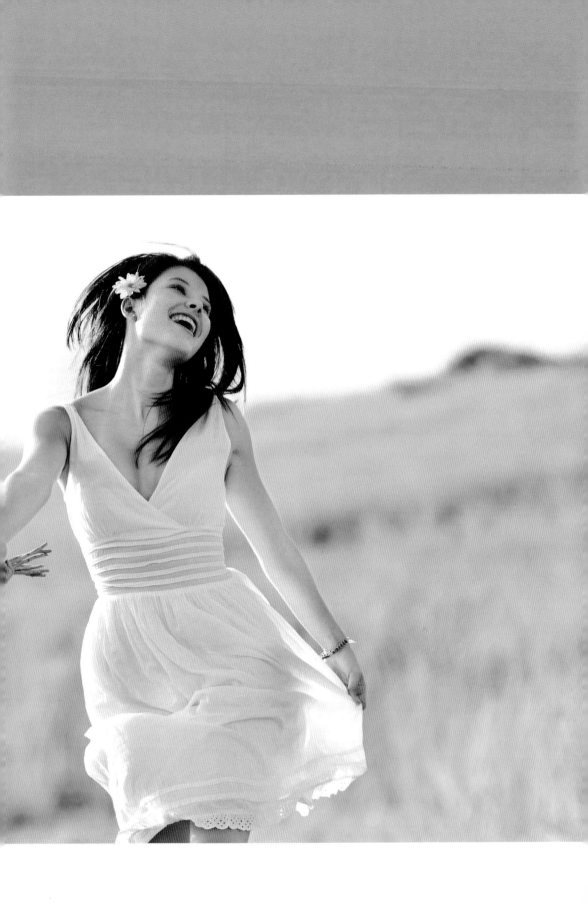

01 女性健康，阴阳调配，慧眼识"真凶"

　　《黄帝内经》有云："阴阳四时者，万物之始终也，死生之本也。逆之则灾害生，从之则苛疾不起，是为得道。"所以阴阳平衡是人体健康的根基，阴阳失调，疾病乃生，自然就美不起来了。什么是阴阳呢，估计大多数女性都不太了解，其实在我们的生活中，阴阳处处都在。凡是向上的、积极的、活动的、外在的均属于"阳"，静止的、向下的、沉降的、内在的均属于"阴"。比如，一天之中，白天为阳，夜晚为阴，而人体也要顺应自然界的阴阳消长来安排作息时间，所以白天劳作，夜间休息，机体才会处于健康状态。反之，容易引起机体阴阳失调而产生各种不适症状或疾病。

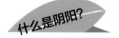

什么是阴阳?

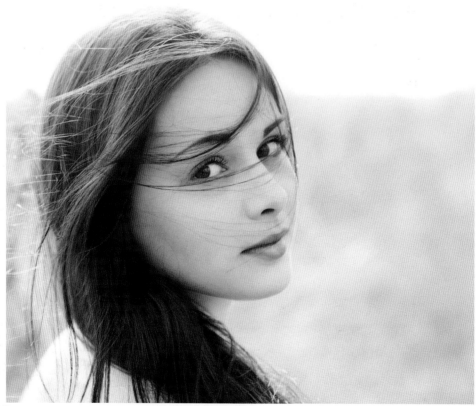

● 阴阳平衡的女人最美

《黄帝内经》认为，万事万物都是由阴阳两个方面组成的。在《黄帝内经》中，岐伯提出了中医养生方法的总原则，即"法于阴阳，和于术数"。所谓"法于阴阳"，就是要按自然界的变化规律起居生活，如日出而作，日落而息；饮食要遵循节气规律，吃应季食品，这样才能达到阴阳平衡、身体健康。

女人的美有很多种，有的是病态的美，如林黛玉；有的是骨感美，如赵飞燕；有的是丰腴美，如杨玉环。但是，现代人更喜欢健康之美、活力之美。现在很多美女都是擦脂抹粉打扮出来的，乍一看似乎很美，仔细一看，生硬、不自然，精神也是倦怠的，没有朝气。只有那些精力充沛、容光焕发、肌肤光泽、充满自信的健康女性，才是让我们百看不厌的真正的美女。还有些女性，尽管已经年过半百了，但依旧容光焕发、神采奕奕、自信高雅。这种女性的美，是由内而外散发的，也正是阴阳平衡的功劳。阴阳平衡的女性美的表现主要有以下几个方面：气血足，精力旺，容色靓，体形适，心态好。

> 《黄帝内经》有一句至理名言："阴平阳秘，精神乃治。"阴不平阳不秘，人体就会出现各种亚健康症状，如面生痤疮、黑眼圈、内分泌失调，等等。所以女性要远离这些症状，就要做到阴阳平衡。

● 阴阳失调，疾病缠身

女性阴阳失调会导致亚健康的发生。亚健康的女性易出现头晕头痛、神疲乏力、腰酸腿痛、健忘、失眠、月经不调、食欲不振、精神萎靡、反应迟钝等症状。《黄帝内经》说："阴胜则阳病，阳胜则阴病。"禀赋薄弱、先天不足、久病疏于调理、劳累、早婚早育、房事不节等耗精伤肾，都会引起女性亚健康。肾是人体的根本，是元气的根源，肾中精气主宰着人体健康。克服亚健康状态要从肾入手，实现肾之阴阳的平衡。调和阴阳，培补肾元，益气固精，方能使身体强健，延缓衰老，保持健康的状态。

青春期的女性总会被痘痘和分泌旺盛的油脂所困扰，往往试过很多祛痘、控油的方法，都无济于事，治标不治本。成年女性的成人痘更是让人防不胜防，稍不留神一颗又红又肿的痘痘就挂在脸上了，让人烦恼无限。痘痘就是身体内部阴阳气血不调造成热毒、痰、瘀这些不正常的东西诱发的。此外，女性内分泌失调、更年期等问题都多因阴阳失调所致。因此，女性朋友要根据自身状况，注意调节阴阳，这样才能远离疾病。

02 合理饮食、睡眠充足、情志调畅，让女人神清气爽

女人的美丽，有众多的来源。其中饮食、睡眠与情志就是其中最重要的三项。合理的饮食搭配、充足的睡眠、情志的愉悦就如同神奇的化妆品，能让女人变美，变得更有魅力。

饮食搭配宜忌要牢记

饮食养生需注重搭配，《黄帝内经》中说："五谷为养，五果为助，五畜为益，五菜为充，气味合而服之，以补益精气。"说明应掌握科学的搭配原则。"五谷为养，五果为助"，是说人体每天必须摄入一定量的主食和水果蔬菜，这是被历代养生家一直提倡的饮食之道。中医认为，五谷可以补肾，肾气盛则头发多且乌黑亮丽有光泽。女性适度吃些五谷杂粮对保护秀发非常有益。例如，五谷中的玉米有护发、滋润肌肤、丰胸、减肥、保护眼睛等功效，深受青年女性的欢迎；中老年女性常食也能增强人体新陈代谢、调整神经系统功能，有很好的降血脂、降低血清胆固醇的作用。"五畜为益，五菜为充"，是说饮食当有荤有素，合理搭配。

对于女性而言，食养一定要注意搭配，这才是健康饮食的关键。当然，在饮食中也存在一些搭配禁忌。食有五色五味，五行中各有所属。凡性质相反，如大寒与大热，或功能相反，如补气与破气，这些食物最好不要同蒸或同食。如兔肉可避免肥胖，牛肉可补血，都非常适宜女性食用，但前者属寒性，后者属温性，两者不宜同食。大寒与大寒、大热与大热的食物，也不宜同食，如黄瓜与柑橘都是对女性非常有益的食物，但是同属寒性食物，不宜同食。另外，有某些食物不适合某类体质者食用，因其能助长某种病症，也需注意。很多女性都有手脚冰凉的毛病，不宜吃寒性食物，而宜食用温补性食物。

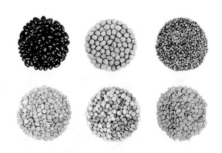

水分，是人体美容最重要的条件：我们赞美别人的肌肤水嫩常常会说"娇嫩欲滴"，可见体内蕴含适度水分，对爱美的女人来说有多么重要！机体的水分，为健康所需，也为美丽所需，它既有润滑的作用，又有减肥的作用，适当充足的水分，可以滋润皮肤，防止褶皱，减少油脂的积聚，又能消除人体臃肿。中医认为女性补水需先滋阴。下面列举几个滋阴美容的食物：

最有效的补水食物

百合

百合鲜品富含淀粉、蛋白质、微量元素、黏液质、B族维生素及维生素C等营养素。这些成分不仅具有良好的营养滋补之功，而且还对秋季气候干燥而引起的多种季节性疾病有一定的防治功效，常食百合，可美容养颜。

白萝卜

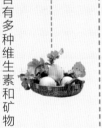

白萝卜中含有多种维生素和矿物质，且维生素C的含量比梨和苹果高出8～10倍，同时萝卜中还含有丰富的维生素M，两者都能起到防止因燥热导致皮肤干燥的作用。此外，白萝卜中还含有大量纤维素，能促进肠道蠕动，有效改善便秘。

银耳

银耳性平，味甘、淡，无毒，在《本草纲目》中记载有润肺生津、滋阴养胃、益气安神、强心健脑的作用。用银耳保湿养颜同样可内服外敷，内服可熬银耳羹食用。银耳羹的具体熬法是：选银耳3～6克，用温水浸5～8小时，再加热炖成糊状，加适量的冰糖服用。外敷的方法是：用适量银耳熬成糊状，直接涂在脸上，待干后再洗净，效果非常好，不仅让肌肤摸上去很滑，还能让肌肤看上去水润水润的，结合银耳羹一起食用，可以有效医治青春痘、皮炎等皮肤病。

香蕉

香蕉富含蛋白质、淀粉、维生素及矿物质，还是含钾元素特别丰富的食物。从食疗的角度讲，香蕉对患心脑血管疾病的人来说是一种非常好的食疗食物。它温和的清洁与滋养修复肌肤的功效深得爱美人士的喜爱。香蕉还是一种很好的面膜材料，可直接将香蕉捣成泥状敷在脸上，也可在其中加入蜂蜜，这样，保湿滋润的功效会更强。此外，将香蕉泥敷在微湿的头发上15～10分钟，会让头发更加亮丽，有光泽。

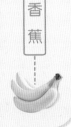

美丽女人睡出来

睡眠不足会导致女人皮肤干燥缺水，漂亮的脸蛋便像花朵凋零一样枯萎下去；沉积的色素让黑眼圈和眼袋彻底"爱"上你；油脂分泌过多会让你每天都忙着战"痘"；皮肤老化、粗糙黯淡，不得不用厚厚的粉底来遮掩。然而，哪个女人不想拥有婴儿般柔滑的肌肤呢？这就要求睡眠保质保量。请记住：美丽是睡出来的，良好的睡眠比任何化妆品都能更有效地保障最自然的美丽。

《黄帝内经》说："卫气不得入于阴，常留于阳，则阴气虚，故目不瞑。"我们所说的失眠在《黄帝内经》中称为"不得卧""目不瞑"。《黄帝内经》里讲，人的睡眠由心神控制。情志失常、过劳过思等因素都可能导致心神不安、神不守舍、阳不入阴，不能由动转静进入睡眠状态，这就是失眠。"胃不和则卧不安。""不和"是指阴阳失调，脏腑的运化失调。胃主受纳，其气宜降。如果胃的功能失调，胃气失于和降，上逆扰动心神，导致失眠。因此晚餐不宜吃得过饱，宜吃一些清淡的食物。睡前可吃一些养心阴、益睡眠的食物，如蜂蜜、牛奶、大枣等。"顺四时而适寒暑。"《黄帝内经》的"天人合一"理论充分体现了人与自然的和谐。天有四时，人睡眠也应该顺应四季阴阳消长的规律。一般在春夏应晚睡早起，秋季要早睡早起，冬季则早睡晚起。

很多女性朋友以为睡得越多越好，其实是误解了"睡美人"的说法。"久卧伤气"，中医认为睡眠应适可而止，过度的睡眠容易出现气虚的症状，如精神萎靡不振、神倦乏力、吃饭不香、心悸、气短等。

保持心情愉悦

心情愉悦，让女人神情自如身处错综复杂的社会，不会事事顺心，重要的是要学会调节情绪，保持愉悦的心情，悠然自如才能处理好遇到的各种事情。

《黄帝内经》中说："余知百病生于气也，怒则气上，喜则气缓，悲则气消，恐则气下，寒则气收，炙则气泄，惊则气乱，劳则气耗，思则气结。"

七情，喜、怒、忧、思、悲、恐、惊七种情志变化，是机体的精神状态。七情是人体对外界的事件、人物、情况的不同反应。正常的七情是不会使人出现疾病的，但是突然的、强烈或持久的不正常的情志，一旦超过了人体能承受的范围，就会使人体气机紊乱、脏腑阴阳气血失调，从而导致疾病的发生。"人有五脏化五气，以生喜怒思忧恐。""怒伤肝，喜伤心，思伤脾，忧伤肺，恐伤肾。"人体五脏失调会引起不同情绪反应，情绪失调又会损伤五脏的功能而引发疾病。《黄帝内经》说："恬淡虚无，真气从之，精神内守，病安从来。"保持恬静和谐的精神状态，会少得病、不得病，保持身体健康。

03 健康排毒，做个无毒女人

排毒对女人美容养颜具有重要意义，只有排除体内毒素，保持五脏和体内清洁，才能保持身体的健美和肌肤的美丽。人体内大多数的毒素是从饮食中来的，因此最有效的排毒方法便是从日常饮食入手将毒素排出体外。天然食物是排毒最好的选择。

花草茶——最原始的排毒瘦身术

我们的身体每天都会积攒很多的毒素和垃圾，如果不排毒，身体状况就会每况愈下。要想清除这些垃圾，过度的刺激会让身体失衡，过与不及的方式都不是养生之道。了解身体的需要，给予身体所需的照料，身体自然会对你的付出有所回应，呈现出你所希望的模样。花草茶不但好喝，而且不像浓茶那样会引起失眠等问题，是排毒最便捷简单的方法。不同的花茶，其排毒功效又是各不相同的，以下就让我们看一下各种花草茶的奇特功效吧！

迷迭香菊茶

迷迭香、杭菊都具有调节身心，清热解毒，顺肝养肝，稳定情绪，改善胸闷气短、气急、疲劳不适等病症的功效。神经过敏、反应过度的人，饮此茶能平衡身心、畅达情志。

茉莉绿茶

茉莉花芳香怡人，所含的花油、醇类，不但可以疏肝解郁、调节机体，还能活血解毒、调节激素分泌。茉莉花特有的香气，能祛除体内秽气、清新口气，通便、除臭效果佳。

菩提茶

菩提子具有排毒清肠、除烦解忧、宽心畅怀、镇痉止痛的功效。暴怒之后致肝胃气痛者，情绪起伏不平、压抑不畅、忧心忡忡者，都适合喝此茶。它能增强人的心理承受能力。

细看水果排毒经

现代科学研究发现，水果内含有大量的膳食纤维，不但能起到促进肠蠕动、防止便秘的作用，而且有利于体内废物及毒素的排出。水果含有人体需要的多种维生素，特别是含有丰富的维生素C，所以多吃水果可增强人体的抵抗力，促进外伤愈合，维持骨骼、肌肉和血管的正常功能。常吃水果对高血压、冠心病的防治大有好处。水果最好生吃，维生素C才不会被破坏。β-胡萝卜素在绿色水果中含量较多，它在体内经酶作用生成的维生素A可防治夜盲症，促进生长发育，维持上皮细胞组织健康。因此，在众多食品当中，水果可称得上"排毒上品"。

樱桃	樱桃的含铁量很高，位于水果之首。樱桃可补充体内对铁元素的需求，促进血红蛋白再生。樱桃营养丰富，具有调中益气、健脾和胃、祛风除湿等功效，对食欲不振、消化不良、风湿身痛等均有益处。经常食用樱桃可防治缺铁性贫血，增强体质、健脑益智、美颜驻容、去皱消斑。
草莓	草莓含有丰富的B族维生素、维生素C和铁、钙、磷等多种营养成分，是老少皆宜的上乘水果。草莓具有清肺化痰、补虚补血、健胃降脂、润肠通便等作用。草莓能增强人体抵抗力，并有解毒功效。
桑葚	桑葚的营养丰富，含有维生素A、维生素C、维生素D、B族维生素和矿物质钙、磷、铁以及葡萄糖、果糖、柠檬酸、苹果酸、鞣酸、果胶、植物色素等营养物质。桑葚是滋阴养血、补肝益肾的佳果，也可助你排出体内毒素。
柠檬	柠檬的营养价值极高，它不但含有丰富的维生素及许多人体必需的微量元素，还含有独特的柠檬油和柠檬酸。中医认为柠檬有清热、杀菌、健脾、开胃、化痰、止咳的功效。吃柠檬果或喝柠檬汁，可以解毒、解酒、减肥。
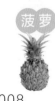 菠萝	菠萝营养丰富，尤其以维生素C的含量最高。菠萝味甘、性平，有健脾和胃、消肿祛湿、消食解毒的作用。饭后食用菠萝，可以使肠内的秽物排出，消除便秘，恢复正常的新陈代谢。

04 遵循"七损八益"，在性爱中养颜健身

《黄帝内经》产生的时代已经形成了"七损八益"的房事养生之道。"七损八益"是古人在交合时遵循的法则，也适用于现代人。对于普通人来说，注意"七损八益"，性生活就能愉悦情志，增进夫妻感情。同时女性能在性爱中达到美容养颜的效果。

《黄帝内经》指出："能知七损八益，则二者（阴阳）可调，不知用此，则早衰之节也。"所谓七损，是指性生活中七种有损人体健康之事；所谓八益，就是指性生活中有益于人体身心健康的八种做法。

七损

●闭：指性交时阴茎或阴户疼痛，精道不通，甚至无精可泄，或因动作粗暴、鲁莽而产生疼痛。

●泄：指性交时大汗淋漓不止，精气走泄。

●竭：指性生活无节制，纵欲无度，气血耗竭。

●勿：指虽然有强烈的性欲冲动，却因阳痿不举而不能进行。

●烦：指性交时呼吸喘促，心中烦乱不安。

●绝：指女方无性欲，而男方强行性交，这样有损双方，对女方身心健康不利，犹如陷入绝境。

●费：交合过于急速，不充分欢悦，于身体无补益，浪费精力。

八益

●治气：起床后盘膝而坐，做提肛运动，用意念使体内之气下行，是为治气。

●致沫：即致其津液。呼吸新鲜空气，舌下多含津液，不时吞服，可以滋补身体。

●知时：掌握适宜的交合时机。性交前男女互相爱抚，等有很强烈的性欲再性交。

●蓄气：即蓄养精气。性交时放松脊背，让精气下行，强忍着精液不泄最好。

●和沫：即调和阴液。行房过程不能急躁过快，阴茎抽送时最好轻柔舒缓，激发女方兴奋，等阴液充足性交最好。

●积气：行房过程可在适当时候中断片刻，平息精神，积蓄一定的精气再继续。

●持赢：即保持盈满。行房接近结束时男子就不要再抽动了，平静地等待女方性高潮的到来。可以保持精气充盈，做到不伤元气。

●定顷：即节制。两性交合时，男子性高潮时射精，应在还没有完全萎软时就抽出阴茎。

因"病"而异，
随时锻炼不放松

人体脏腑经络气血的活动，男女基本相同，但女性因其有经、孕、产、乳等特点，气血是月经、养胎、哺乳的物质基础，脏腑产生气血，经络运行气血，女性对脏腑、经络、气血进行调养养生。运动可以促进百脉流畅，脏腑协调，保持女性健康。

太极拳 ——
"一动无不动"的养生之道

太极拳是一种融传统哲学的养生思想、伦理观念、修身与修性于一体的保健身心、延年益寿的养生运动，是一项非常适宜女性采用的有独特修身、健身、防身效果的运动养生之术。中医认为，人体是一个由经络贯通上下、沟通内外的有机整体。经络通则身体健康，经络阻滞则生病。同时，经络关联到人体脏腑器官、气血的调和。气、血又是构成人体的基本物质，气为血帅，血为气母。女性以血为用，其月经、胎孕、产育以及哺乳等生理特点皆易耗损血液，女性极易出现气血亏损、不调，频有贫血、肾虚等病，长久则易早衰。太极拳的奥秘就在于"一动无不动"，当女性在全身心放松时，脉气则在全身上下、内外循环的经络系统中运行，从而有助于经络畅通透达，气血充盈全身，濡养各脏腑器官，维持和保护机体功能，加大机体抗御病邪和自我修复能力。

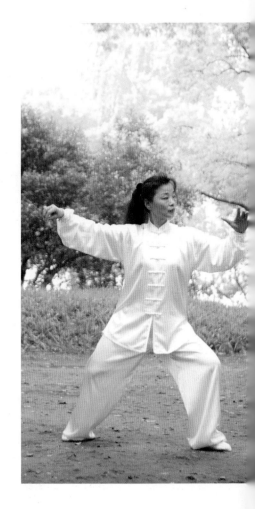

散步 ——
"没事常走路，不用进药铺"

散步是人们在学习和工作之余最好的休息和生活保健方式。所谓散步就是闲散、从容地行走。中医认为，闲散和缓地行走，四肢会自然而然地得到协调，全身关节筋骨也会得到适度的运动，起到疏通经络、运行气血、调和五脏的作用。"妇人以血之本"，血是女性的根本。气血活动正常，女性就能保持健康美丽。因为血是由气推动运行的。气有化血、行血、统血、摄血、载血的功能，气虚则血亏，气滞则血瘀，气乱则血崩，气逆则血拂，气陷则血脱。而气血的病变，也必然影响到脏腑。所以，散步对女性健康美丽非常重要。

旅游 ——游山玩水乐趣多

旅游是一种人与自然通过直接接触，并从中感受其丰富内涵的娱乐行为。随着生活条件的改善和女性消费观念的变化，旅游正成为一项深受女性热衷的养生之道。而女性内敛、细致、敏感的心理特征，使其在旅游中产生更丰富的灵感与悟性。在大自然之中，女性不仅观赏了自然的奇妙风景，开阔眼界，增长知识，还活动了身体筋骨关节，旅游活动还有通气血、利关节、养筋骨、畅神志、益五脏的作用。历代养生家多提倡远足郊游，而道家及佛家的庵、观、寺、庙也多建立在环山抱水、风景优美之处，以得山水之灵气，修身养性。旅游无论春夏秋冬都可进行，尤以春季最佳。阳春三月，风和日丽，会同亲朋好友，踏青郊野，游览山川，品茶畅谈，都是春游乐事。

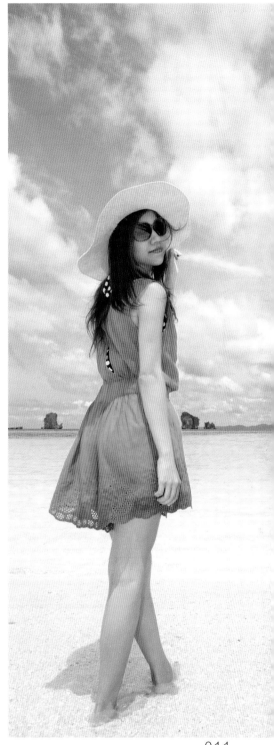

06 三期健康要知晓——月经期补血，妊娠期固胎，绝经期养巢

在不同的人生阶段，都要有不同的饮食养生方法，无论哪个时期都应好好关爱自己的身体及生理的变化，以便健康、快乐地度过人生的重要时期。

经期补血，让女人面色红润

经期是女性的一个特殊时期，需要特别呵护。中医主张女性经期饮食养生应按经前、经期和经后三个阶段进行调经，即通过补益、解郁、活血化瘀等调理手段来补气血。一般来说，女性经前宜疏肝，经期宜调和气血，经后宜健脾益肾、补益气血。女性月经期避免不了情绪波动、烦躁、焦灼等烦恼，在饮食方面要注意进补。

经期前，女性常会出现如抑郁、忧虑、情绪紧张、失眠、易怒、烦躁不安、疲劳等不适，这与体内雌激素、孕激素的比例失调有关。应选择能补气、疏肝、调节不良情绪的食品，如卷心菜、柚子、瘦猪肉、芹菜、粳米、鸭蛋、白术、山药、薏米、百合、丝瓜、冬瓜、海带、海参、胡萝卜、白萝卜、胡桃仁、黑木耳、蘑菇等。

经期时，女性应补有利于调和气血的食物，如羊肉、鸡肉、大枣、豆腐皮、苹果、薏米、牛奶、红糖、益母草、当归、桂圆等温补食品。

经期过后，女性会失血过多，宜进食补血养血的食物，如牛奶、鸡蛋、鹌鹑蛋、牛肉、羊肉、芡实、菠菜、樱桃、桂圆、苹果、当归、红花、桃花、熟地、黄精等。

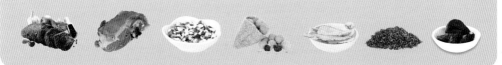

孕期固胎，饮食需注意

怀孕是每个女性都要经历的人生历程。饮食养生按三个阶段进行。按照孕期不同阶段调整饮食结构，营养均衡，才是最健康的饮食观念。女性怀孕后，多有轻度恶心、呕吐、厌食、偏食等现象，这时女性阴血聚于胞宫（子宫），气血流动没有孕前畅顺，气血不足则会使脾胃虚弱。

孕早期（前3个月）要以健脾和胃的食物为主。宜食西红柿、包菜、茄子、苋菜、豆腐干、卤鸡蛋、熟藕、大麦、饼干、面包干、馒头干、糖炒栗子、苹果、山楂等。

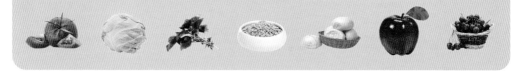

孕中期（第4～7月）是胎儿身体各系统组织迅速发育的时候，基本要保证各种营养物质的均衡摄取，故应多进食补气养血的食物。如小米、土豆、山药、菠菜、桂圆、小麦、黄花菜、鸡肉、鸡蛋、鹌鹑蛋、黄豆、虾、猪肝、鸡肝、牛肉、鳝鱼等。

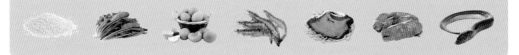

孕晚期（后3个月）孕妇营养要更丰富，质量更高，以补气、养血、滋阴为主，为分娩时的体能消耗做好准备。如海参、墨鱼、蚌肉、淡菜、银鱼、瘦猪肉、银耳、桑葚等食品。

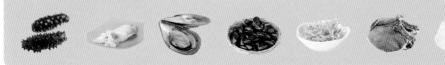

绝经期养巢食疗法

女性在45岁之后，由于体内的雌性激素分泌减少，骨质的流失也会加速，内脏机能也会逐渐衰退，逐渐进入到"绝经期"。卵巢是女性身体最重要的内分泌腺体之一，卵巢保养得是否得当，直接关系着女性生殖和机体健康，同时也能反映在脸上。卵巢保养得当的人能拥有娇媚的容颜，面部皮肤细腻光滑，白里透红，充满韧性和弹性。得到悉心呵护的卵巢就像身体里的"源头活水"，会刺激雌性激素不断地分泌，胸部也会变得丰满、紧实、圆润。而这"源头活水"一旦被阻塞，卵巢功能不好，就会影响雌性激素的分泌，女性的性功能、肤色、肤质以及三围都会接连遭受影响，而反映在面部上的是脸部发黄、发灰，暗淡无光，皮肤粗糙，进入衰老时期!

卵巢保养禁忌

①过度情绪化伤及卵巢：女性长期情绪抑郁不舒，直接影响乳房和卵巢，因为中医的肝经直接通过乳房、输卵管及卵巢。而乳房和卵巢是相通的，长期肝气郁结势必直接影响卵巢功能。

②保养卵巢忌久坐：女性一定要避免久坐，久坐姿势直接影响盆腔生殖器官卵巢的血液微循环，阻碍卵巢组织的营养供给，久而久之影响卵巢正常功能。

③熬夜加班最伤身：长时间地熬夜加班会直接耗伤女性精血，也会消耗女性的精气神，并会损伤肾气，长此以往，必会波及卵巢的功能。

④房事节制，卵巢得养：过于频繁的性事，直接损伤肾精、肾阴、肾阳等，导致肾气衰败，从而引起卵巢功能衰退。

保养卵巢宜多食的食物

黄瓜：黄瓜清脆可口，能清热、解渴、利尿。它所含的纤维素能促进肠道排出食物废渣，从而减少对胆固醇的吸收。黄瓜中的"丙醇二酸"还能抑制体内糖类转变成脂肪，有减肥和调整脂质代谢的作用。

茄子：内含多种丰富维生素，特别是其中的维生素P，能增强细胞黏着性，提高微血管弹性。茄子还能降低胆固醇，防止高脂血症引起的血管损害，能辅助治疗高血压、高脂血症、动脉硬化等病症。

香菇：具有消食、去脂、降压等功效。其中所含的纤维素能促进胃肠蠕动，防止便秘，常食香菇还能降低总胆固醇及三酰甘油的水平。

07 未病先谋，两手准备好处多

常言道，有病治病，没病预防，作为女性，我们更应该从预防开始，尽量不要等到出现健康状况才去解决，女性健康问题不容忽视，应该把疾病扼杀在摇篮中，从日常的健康生活开始做起。

多运动

生命在于运动，运动的时候会分泌一种让人开心快乐的物质，就是多巴胺。它可以让人心情愉悦，运动的时候还可以让毛孔张开，排除体内的毒素，祛湿逐寒，让你由内而外的干净。通过运动还能促进机体的新陈代谢，增强免疫力，增进对自然环境的适应性。

充足睡眠

充足的睡眠是必不可少的，睡眠不足会降低人体的免疫功能，使人容易脾气暴躁，记忆力减退，加速衰老。白天我们需要消耗能量，而晚上的休息，就是为了补充能量，让人更有活力，充足的睡眠，可以让人看起来精神饱满、气色红润。

合理饮食

饮食宜清淡富有营养、易消化，少吃油腻煎炸及辛辣的食物，多吃蔬菜水果等富含维生素丰富的食物。

保持心境平和

处事勿过于急躁，要时常保持心境平和。切忌：怒伤肝，喜伤心，思伤脾，忧伤肺，恐伤肾。

不抽烟，少喝酒及咖啡

吸烟最易损害呼吸道表面屏障，诱发疾病发作。烟酒及咖啡都会刺激神经兴奋，降低人体抵抗力。

要注意个人卫生

饭前便后要洗手，要勤剪指甲、勤洗澡、勤换衣服、勤晒被单等。女性朋友要注意保持下体的清洁干燥。

08 生活细节莫忽视，
引来病痛烦恼多

生活中会有很多的小细节和没有意识到的地方，让我们的健康出现问题。下面有一些生活中的常见现象，你是否有中招呢？让我们来仔细看一下吧！

1.坐办公室的时候，会不会手脚冰凉呢？

一般来说，手脚冰冷和心脏血管有很大的关系，因为血液是由心脏发出，携带氧气到全身各部位，糖经过氧化后，产生热能，手脚才会温暖。一旦心血管系统的功能出现障碍或是长期久坐办公室，气血不通，就会造成手脚冰冷的情形。从中医的观点来看，手脚容易冰冷、麻木，多是属于气血不足的毛病，因为气虚、血虚所造成的血液运行不畅。

提醒： 多注意身体保暖，学会调节压力，多食用一些提高血糖的食物，如瘦肉、动物肝脏、蛋类、黑木耳、黄花菜等，还可以补铁，血红素增加，血液循环顺畅，就不容易手脚冰冷了。不要偏食或者过度减肥，让身体储存适量的脂肪，可帮助维持体温。按摩阳池穴，阳池穴是支配全身血液循环及激素分泌的重要穴位。经常刺激这一穴位，便可迅速畅通血液循环，温暖身体。

2.炎炎夏日，电风扇是不是对着身体吹的？

夏季天气炎热，很多人都会吹电风扇，如果电风扇长期直接对着头颈部吹，头皮温度下降，引起脑血管收缩，脑血流量也随之减少，对有心脑血管疾病的人群非常不利，严重时可诱发脑中风。如果电风扇长期对着面部吹，会使面部受凉，导致血管痉挛收缩，使神经缺血、缺氧、水肿、受压变性等，长期以往，可能会引发面瘫。

提醒： 电风扇不能直接对着人体吹，一定要避开风口。

3.洗完头之后，是吹干还是自然风干呢？

很多人在洗完头发后选择让它完全自然风干，其实这是不对的，因为头皮长时间潮湿会产生寒气，并扩散到颈椎，导致头痛。

提醒： 洗完头发应该先将湿发吹干，避免湿邪入侵身体，最好的方法是先将头发用吹风机吹到六七成干，然后再自然风干，切忌湿发入睡。

4.衣物的材质、手感是不是不太好？

衣服的材质除了体现一个女人的品味以外，更多的是健康方面的问题。一件材质不好的衣服，可能不透气，导致肌肤无法正常呼吸，容易堵塞毛孔，汗液在肌肤上容易滋生细菌，导致皮肤问题，所以选择衣服的材质至关重要。

提醒： 衣服是我们贴身的东西，接触我们的肌肤，它既要透气，又要吸汗，所以衣服的材质很重要，以舒适为宜。

5.夏天睡觉的时候，是不是什么都不盖？

夏日炎炎，温度上升，有时候可能会因为燥热导致晚上睡不好，可能有些人就什么都不盖，直接入睡，这样是不利于身体健康的。晚上睡觉肚子是最容易着凉的，身体受凉，风邪入侵身体，容易生病。

提醒： 不管再炎热的夏天，睡觉的时候都必须要盖上肚子，以免受凉。

6.被褥是不是总有点潮？

南方天气比较湿润，特别是沿海地区，加之睡觉的时候，皮肤需要呼吸，有的人可能还会出一点汗，所以被褥会有些潮湿。潮湿的被褥容易长螨虫，导致皮肤发炎等一系列皮肤问题。潮湿的被子还会让湿气进入体内，体内湿气太重会导致一系列亚健康或健康问题，比如口臭、皮肤油腻、精神萎靡、关节疼痛等病症。

提醒： 被褥需要经常在阳光下暴晒，杀死螨虫细菌，保持干燥。

Part 2

健康从头开始，
"面子"问题一扫光

头面部居于人体的起首部位，

是人体的大门面，

它的健康也是关联到整个身体的，

尤其对于女性朋友而言，面子问题不容忽视。

如神清气爽则全身通泰，

愁眉苦脸则精神萎靡。

头面部也是我们身上的福田，做好头面部保健，

揉揉按按，就能轻松拿下头面部问题，

为身体健康加分。

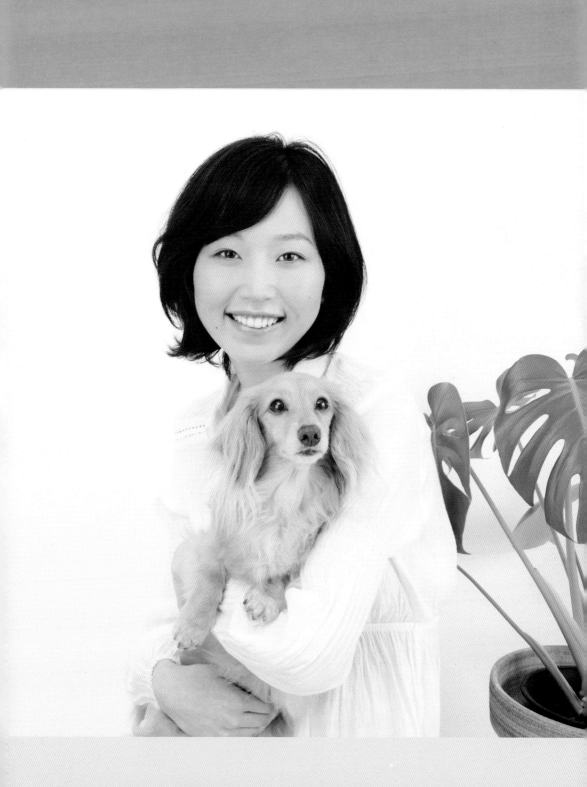

面色萎黄

认识面色萎黄

所谓面色萎黄，是指面色发黄，缺少血气而没有光泽，从中医来说多因气虚和血虚造成。气虚又有脾气虚和肺气虚之分，面色萎黄的女性多是脾气虚，除了面色萎黄外，不少女性还伴有食欲不振、神疲乏力、大便不调等现象。另外，血虚引起的面色萎黄多因平时作息紊乱或经期耗血过多。

典型症状

①气血不足的结果会导致脏腑功能的减退，引起面色萎黄或苍白、早衰。

②气虚即脏腑功能衰退，抗病能力差。气虚则畏寒肢冷、自汗、头晕耳鸣、精神萎靡、疲倦无力、心悸气短、发育迟缓。血虚可见面色无华萎黄、皮肤干燥、毛发枯萎、指甲干裂、视物昏花、手足麻木、失眠多梦、健忘心悸、精神恍惚。

③气血不足属气血同病。气血亏虚则会形体失养，以神疲乏力、气短懒言、面色淡白或萎黄、头晕目眩、唇甲色淡、心悸失眠、舌淡脉弱等为常见证候。

调理原则

面色萎黄多由脾虚造成，平时应多食具有补气健脾作用的食物和中药材，如红酒、牛肉、鸡肉、兔肉、鸭肉、猪肚、青鱼、鳜鱼、鲫鱼、山药、小米、莲子、党参、白芍、黄芪、白术、冬虫夏草等。 1

因经期耗血过多而导致血虚萎黄者，应多食用补养气血的中药材与食物，如当归、熟地、首乌、枸杞、阿胶、红枣、鸡血藤、动物肝脏、动物血、乌鸡、鲳鱼、甲鱼、生鱼、菠菜、红苋菜、芹菜等。  2

日常生活中还应经常运动健身，如做健美操、打球、游泳、跳舞或跑步等，可增强体力和造血功能。在日常生活中要养成不熬夜、不偏食、不吃零食、戒烟限酒的好习惯，且不在产褥期或月经期同房。  3

玫瑰花： 玫瑰花具有补血疏肝、活血调经、解郁安神的作用，适宜因血虚面色萎黄，暗沉，月经不调，经前乳房胀痛者服用。

 百合： 百合鲜品不仅具有良好的营养滋补之功效，而且还对秋季因气候干燥而引起的多种季节性疾病有一定的防治功效，常食百合，可美容养颜。

当归： 具有补血活血、祛瘀生新之功效，是妇科之要药。长期服用当归，能营养皮肤、防止粗糙，可使面部皮肤重现红润色泽。

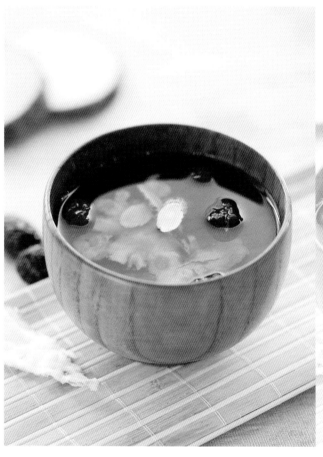

民间偏方

|黄芪建中汤|

取黄芪4.5克、炙甘草6克、红枣12颗、芍药18克、生姜9克、桂枝9克，将材料放入锅中，加水1.4升，煮至600毫升时放入30克麦芽糖，小火煮至麦芽糖溶化即可饮用。

祛黄妙招一：美白面膜

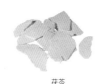

茯苓

蜂蜜

|配 方| 黄芪粉60克，当归粉10克，茯苓粉20克，白术粉
20克，白芍粉10克，冰片粉6克，蜂蜜1勺，蛋清
1个（可加新鲜芦荟叶1片）。

|做 法| 取新鲜芦荟叶1片，蜂蜜1勺。芦荟叶去皮取叶肉捣
成汁，加入1大勺药粉，再加入蛋清1个，调匀。

|使用方法|
取仰卧位躺下，将面膜均匀涂在脸部，30分钟后洗干净。

|功 效|
可美白润肤，令肌肤焕发光彩，补气生血，使暗淡、萎
黄、枯燥的肌肤润泽光鲜，还能疏通皮肤的毛孔。

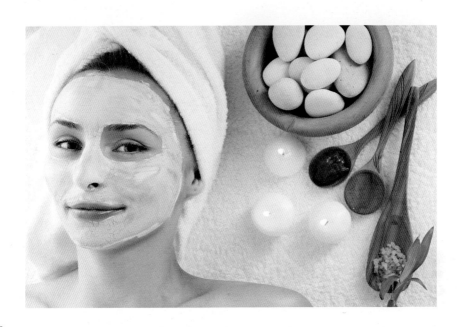

祛黄妙招二：刮痧法

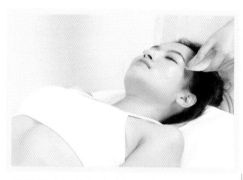

①用刮痧板从额头中间刮向两边，力度适中，刮拭20次。

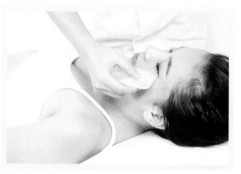

②接着绕着眼部四周刮，力度轻盈，刮拭20次。注意避开眼球。

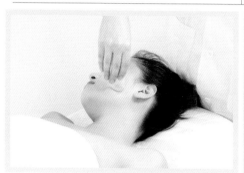

③然后由下巴往眼角的方向刮，力度适中，刮拭25次。

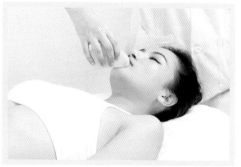

④最后由左边唇角往右边唇角方向刮，刮至皮肤微红即可。

 注意事项

刮痧前可先在脸上均匀地涂抹一些橄榄油或甘油做润滑剂。刮痧的时候手法轻重要掌握好，先轻后重，力度以能承受为宜，切不可使用蛮力，还要记得时时保持肌肤的润滑，不然会刮伤我们娇嫩的肌肤。

痤疮

认识痤疮

痤疮是美容皮肤科最常见的病症，又叫青春痘、粉刺、毛囊炎，多发于面部。痤疮的发生原因较复杂，与多种因素有关，如饮食结构不合理、精神紧张、内脏功能紊乱、生活或工作环境不佳、某些微量元素缺乏、遗传因素、大便秘结等。但主要诱因是青春期发育成熟，体内雄性激素水平升高，即形成粉刺。

典型症状

①肺经蕴热：痤疮初起，红肿疼痛，面部瘙痒，可有口干、小便黄、大便干燥。

②脾胃湿热：痤疮此起彼伏，连绵不断，可以挤出黄白色碎米粒样脂栓，或有脓液，颜面出油光亮，伴口臭口苦，食欲时好时坏，大便黏滞不爽。

③血瘀痰凝：主要表现为痤疮日久，质地坚硬难消，触压有疼痛感，或者颜面凹凸如橘子皮。

调理原则

多吃蔬菜水果，少吃辛辣油腻食物，饮食规律，保证三餐营养均衡，多喝热水。忌高糖高脂类食物。 1

保证充足的睡眠，按时睡觉，让身体能够得到足够的休息，阴阳平衡。 2

勤洗脸，勤补水，保证肌肤水油平衡、干净舒爽，可在睡前敷面膜。 3

多运动，促进血液循环，加速排出体内毒素，让毛孔通畅不堵塞。 4

金盏菊：性甘，能清湿热、凉火气、消炎、杀菌、促进血液循环，可预防色素沉着、增进皮肤的光泽与弹性、减缓衰老，避免肌肤松弛生皱。

金银花：味甘，性寒，具有清热解毒、疏散风热的作用，可抗炎解毒，对痈肿疔疮、肠痈、肺痈有较强的散痈消肿作用。

菊 花：味甘苦，性微寒，有散风清热、清肝明目和解毒消炎等功效，对于干燥火旺而导致的痤疮、外感风热、口腔溃疡等症有良好的功效。

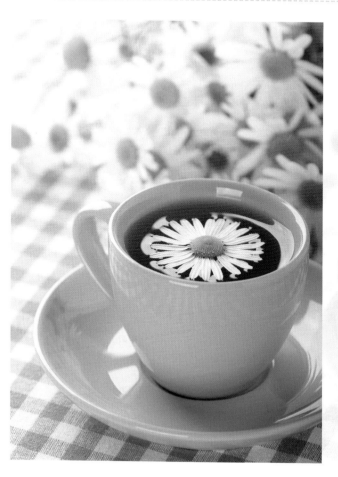

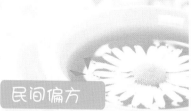

民间偏方

赤药丹皮汤

取赤药12克，丹皮10克，枇杷叶9克，生草9克，桑皮9克，菊花9克，苦参9克。将上述药材加水至刚好没过药材，浸泡5分钟后，放入锅中煎至沸腾，过滤药渣，服用汤剂，每日1次。

祛痘妙招：刮痧法

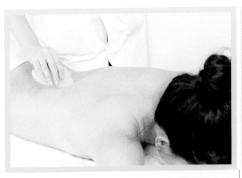

①用刮痧板侧边着力于脾俞穴，并吸附在穴位表面，带动皮下组织回旋刮拭30次。

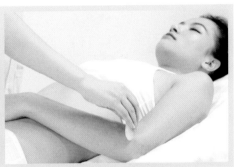

②用刮痧板侧边从上往下刮拭曲池穴10～15次，以出痧为度。

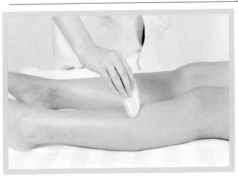

③用刮痧板角部由上至下重刮足三里穴至丰隆穴，刮拭30次，可不出痧。

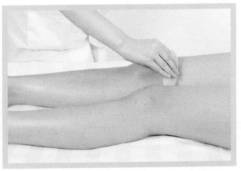

④用刮痧板侧边刮拭血海穴3～5分钟，以出痧为度。

注意事项

刮痧力度应适中，避免伤害皮肤。刮痧时可以涂抹一点润滑油或者橄榄油，玉石刮痧板可用高温、高压、煮沸消毒，也可以采用酒精或者碘伏进行消毒。宜一人一板，一用一消毒。

黄褐斑

认识黄褐斑

黄褐斑，又称"蝴蝶斑""肝斑"，是有黄褐色色素沉着性的皮肤病。内分泌异常是本病发生的原因，与妊娠、月经不调、痛经、失眠、慢性肝病及日晒等有一定的关系。中医学认为，本病由肝气郁结、气心瘀滞或肾阳虚寒等所致。

典型症状

临床主要表现为颜面中部有对称性蝴蝶状的黄褐色斑片，边缘清楚。形成黄褐斑的原因多数与内分泌有关，特别是和女性的雌激素水平有关，如月经不调、妊娠、服避孕药等原因；肝功能不好以及慢性肾病，都有可能导致黄褐斑；除此以外，长期在日光下暴晒和精神因素也会形成黄褐斑；一些孕妇常常在妊娠3个月以后会出现黄褐斑，但多数人在分娩后月经恢复正常时逐渐消退；若长期不退，需要进行治疗。

调理原则

多运动以助汗出，加速血液循环，促进毒素排出体外，清除体内垃圾。 **1**

多按摩脸部，促进血液循环，加速毒素排出体外，赶走色素沉着。经常敷面膜，可以坚持每周敷面膜3次。 **2**

出门注意防晒，擦防晒霜或者打伞等，不要在阳光下暴晒。平常按时睡觉，不要熬夜，避免色素沉着。 **3**

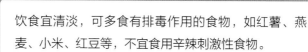

饮食宜清淡，可多食有排毒作用的食物，如红薯、燕麦、小米、红豆等，不宜食用辛辣刺激性食物。 **4**

特效本草

红花：具有活血通经、祛瘀止痛的作用，常用于治疗闭经、痛经、恶露不尽、癥瘕痞块等症状。

 桃 花：女性的面容常被形容为"面若桃花"，桃花是养颜护肤的佳品。桃花中含有山柰酚，能祛除黄褐斑，效果较佳。

竹 茹：味甘，性微寒，可滋阴清热、美容润肤，对色素沉积、皮肤暗沉以及痘印均 有一定的疗效。

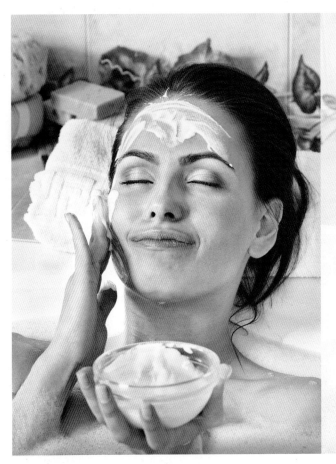

民间偏方

白芷茯苓面膜

取银耳、黄芪、白芷、茯苓、玉竹各5克，将上述药物研磨成粉，配5克面粉，加水调和成面膜，将其敷在脸上，30分钟后洗净，能祛除面部斑点，改善面部炎症。

祛斑妙招：足部反射区按摩法

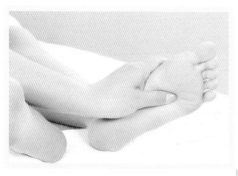

①用拇指按揉肾反射区和膀胱反射区，然后刮压输尿管反射区，各3分钟。

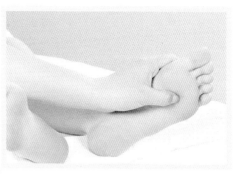

②用拇指掐压肾上腺反射区2分钟，力度适中，有胀痛感为宜。

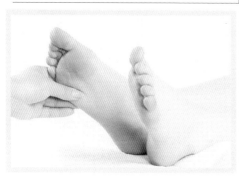

③用拇指按揉肝反射区4分钟，力度适中，有胀痛感为宜。

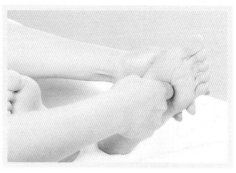

④用食指叩拳法推揉足心，直至局部有微热感为宜。

注意事项

按摩时拇指指腹垂直施力，力度以受术者能承受为宜，注意避免指甲划伤受术者皮肤。足部皮肤有创伤及病变的患者，如足部有外伤、水疱、疥疮、发炎、化脓、水肿及较重的静脉曲张患者，不宜随便按摩足部，应在医师指导下操作。

黑眼圈、眼袋

认识黑眼圈、眼袋

黑眼圈是由于经常熬夜、睡眠不足、情绪激动、眼部过度疲劳、静脉血管血流速度过于缓慢，导致二氧化碳及代谢废物积累过多，造成眼部色素沉着所致。眼袋是指下眼睑水肿。眼袋的形成有诸多因素，长期睡眠不佳、睡前饮水过多等因素均可引起眼袋，而且随着年龄的增长愈加明显。

调理原则

1	保持规律作息，睡眠充足，适当按摩眼周，促进血液循环，保持心情愉悦，限制烟酒。
2	注意用眼卫生，避免眼部疲劳。对于久坐于电脑前者，应该适当做眼部按摩。
3	平时需要注意均衡膳食，不挑食，保证充足维生素A和维生素C的摄入。
4	定期体检，若是因为其他脏腑问题导致的黑眼圈，应该尽早发现，及时治疗。

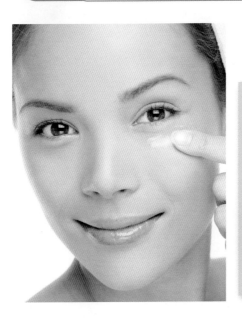

民间偏方 荷叶面膜

取新鲜荷叶5克，藕粉50克，将新鲜荷叶切碎捣烂，煎煮成汁，待荷叶汁稍凉后倒入藕粉，搅拌成糊，闭上眼睛，将其均匀涂在眼皮及眼周，15分钟后洗净，可紧致眼部肌肤，改善黑眼圈。

护眼妙招一：按摩法

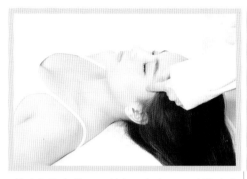

①食指指尖放于两侧太阳穴上，顺时针或逆时针方向揉太阳穴30次。

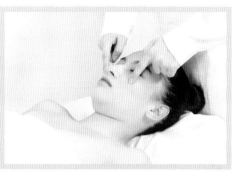

②用食指轻轻点按四白穴1~3分钟，双手同时操作。

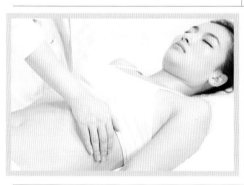

③用手掌鱼际按揉期门穴，以有胀痛感为宜，按揉1~3分钟。

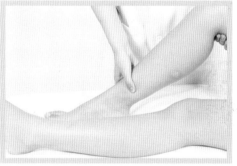

④用拇指指腹按压三阴交穴，以有强烈的酸胀感为宜，左右各按压1~3分钟。

注意事项

眼周皮肤比较脆弱，按摩的时候力度应轻柔，避免按到眼球，引起眼睛不适。按摩眼周的时候可适当涂抹一些眼霜，按摩效果会更佳。

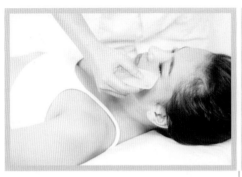

①用刮痧板沿着下眼眶从内往外刮拭承泣穴10～20次，力度轻柔，可不出痧。

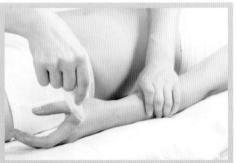

②用刮痧板角部刮拭合谷穴2～3分钟，以潮红出痧为度。

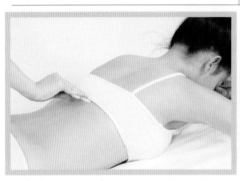

③用刮痧板侧边由上至下刮拭脾俞穴30次，以出痧为度。

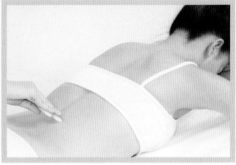

④用刮痧板侧边由上至下刮拭肾俞穴10～15次，以出痧为度。

注意事项

刮痧时力度轻盈。刮拭眼周时，应从里到外朝一个方向进行刮拭。刮拭后背的时候涂抹一些润滑油或者橄榄油，以免刮伤皮肤。刮痧的速度要自然平稳，刮至局部出现痧点或微紫红斑块为止。

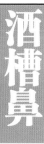

认识酒槽鼻

酒槽鼻，又名"玫瑰痤疮"，是主要发生于面部中央的红斑和毛细血管扩张的慢性炎症性皮肤病，表现为颜面中部弥漫性潮红，伴发丘疹、脓疱。常见于30～50岁中年人，女性多见。发病原因主要是毛囊虫及局部反复感染、嗜酒、吸烟、食用刺激性饮食、消化道功能紊乱、内分泌功能失调、精神因素等引起的。

典型症状

①扩张期：鼻、两颊、眉间及颏部出现红斑，对称分布，红斑初为暂时性，进食辛辣食物或热饮、情绪激动时面部潮红充血。

②丘疹期：在红斑与毛细血管扩张基础上，反复出现痤疮样毛囊样丘疹、脓疱。可在数年内此起彼伏，时轻时重，中年女性患者皮疹常在经前加重。

③肥大期：多发生在40岁以上男性，由于长期充血，鼻部结缔组织增生，皮脂腺异常增大，鼻端肥大，呈暗红色或紫红色。鼻部有增大结节，形成赘瘤状。

调理原则

不吃辛辣刺激性食物，以清淡为宜，保持大便顺畅，一定要忌酒。

 1

避免长期待在温度过高并且潮热的环境中，避免冷热刺激，加重病情。

 2

不要用手触碰病变区域，避免细菌再次感染而导致病情加重，保持清洁干净。

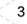 3

保持心情愉悦，避免精神过于紧张，多参加群体活动放松心情，有利于疾病康复。

 4

荸荠：具有清热解毒、凉血生津、利尿通便、消痈解毒、凉血化湿等功效。荸荠含有
一种抗菌成分，对降低血压有一定效果，这种物质还对癌症有防治作用。

 核桃仁：具有补肾温肺、润肠通便的作用，可增加皮脂分泌，改善皮肤弹性，保持皮
肤细腻，延缓衰老，并迅速补充体力。

蓖麻子：具有消肿拔毒、泻下导滞的作用。取适量捣敷或调敷，用于痈疽肿毒，也可
用于皮炎及其他皮肤病。

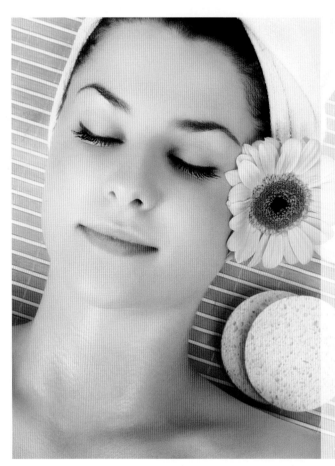

民间偏方

|硫黄槟榔膏|

取硫黄、槟榔各5克，加入少许冰片
研末，睡前取药末，加上少量的蓖麻
油调和，用纱布包好涂搽于患处。

治酒糟鼻妙招：足浴法

芦荟

槐树花

|配 方| 芦荟根12克，槐树花7克，丁香枝12克。

|做 法| 将芦荟根、槐树花、丁香枝一并放入锅中，用水没过药材，浸泡5分钟，然后煎制，取煎制好的药汁即可。

|使用方法|

把煎制好的药汁放入足浴盆，加入热水即可进行足浴，每天1次，每次约40分钟。

|功 效|

具有清热泻火、凉血止血、抗炎、清热利湿的作用。

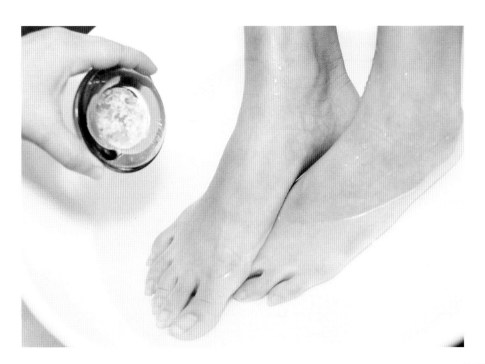

皮肤松弛

认识皮肤松弛

皮肤松弛是因人体衰老、减肥、营养不均衡、缺乏锻炼等各种原因造成的皮下脂肪流失、肌肉松弛令皮肤失去支持而松弛下垂。肌肤的真皮层中有两种蛋白：胶原蛋白和弹力纤维蛋白，它们支撑起了皮肤使其饱满紧致。25岁后，这两种蛋白由于人体衰老进程而自然地减少，细胞与细胞之间的纤维随着时间而退化，令皮肤失去弹性。

典型症状

①初级指数：毛孔突显，25岁以后，皮肤血液循环和新陈代谢开始变慢，皮下组织脂肪层也开始松弛而欠缺弹性，导致毛孔之间张力减小，毛孔粗大。

②中级指数：面部轮廓变模糊，即使体重没有增加，从耳垂到下巴的面部线条也开始变得松弛，不再轮廓分明，侧面看尤其明显。

③高级指数：皮肤松弛下垂，颧骨上的皮肤不再饱满紧致，面部的最高点慢慢往下游移，开始出现法令纹。体质不胖，但不可避免的出现了双下巴。

调理原则

保持皮肤清洁，洗脸需清洁到位，增强皮肤活力，出门要注意防晒。 1

保持饮食均衡，多食用富含蛋白质的食物，不挑食或者偏食，也不能暴饮暴食，忌抽烟喝酒。 2

作息规律，保证充足的睡眠，避免熬夜，使肌肤能够得到有效的休息。  3

表情不要过于夸张，避免产生皱纹。 4

西红柿：营养丰富且热量低，含有丰富的酸性汁液、维生素C和茄红素，可以紧致皮肤、抗衰老。

桃 花：桃花含维生素A、B族维生素、维生素C等营养物质，因而具有美颜作用。这些物质能润泽肌肤，改善血液循环，促进皮肤营养和氧供给，能有效地抗皱纹。

莲藕：藕即可当水果又可做佳肴，生啖熟食两相宜。不论生熟都有很高的营养价值。对皮肤抗衰老有非常好的功效。

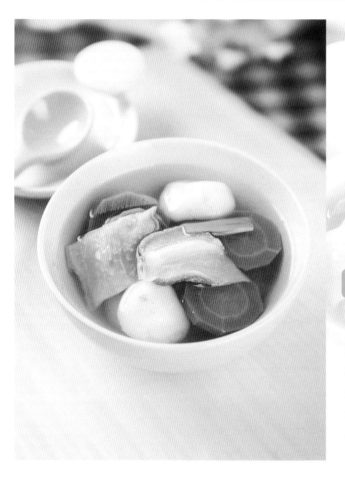

民间偏方

胡萝卜荸荠汤

土茯苓25克，胡萝卜600克，鲜荸荠10粒，木耳20克。将材料洗净切块，与土茯苓和2升水一起放入砂锅中，小火煮约两小时，加盐即可，常食可使皮肤细嫩光滑。

紧致皮肤妙招：按摩法

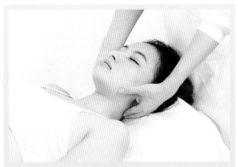

①用拇指指腹按摩颊车穴3分钟，力度适中，以局部有胀痛感为宜。

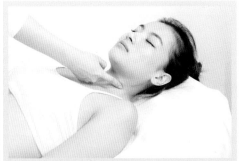

②用食指按摩人迎穴3分钟，力度适中，以局部温热舒适为宜。

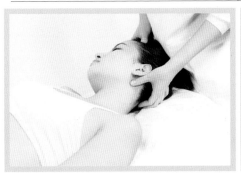

③用拇指按摩翳风穴3分钟，力度适中，以局部有酸胀感为宜。

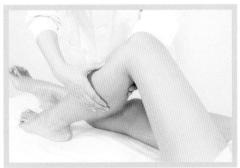

④用拇指按摩足三里穴5分钟，力度适中，以局部有酸胀感为宜。

注意事项

按摩脸部的时候可以涂抹一些平时擦脸用的护肤品。除了穴位的按摩以外，还可以用手从下往上以刮拭的手法提拉皮肤。按摩穴位时宜慢不宜快，要注意保持一个柔和均衡的速度，太快会显得生硬粗暴，甚至还会产生不良反应。

皮肤粗糙干燥

认识皮肤粗糙干燥

皮肤干燥是指皮肤缺乏水分令人感觉不适的现象。其主要症状为皮肤发紧、个别部位干燥脱皮、洗澡过后全身发痒。年龄增长、气候变化、睡眠不足、过度疲劳、洗澡水过热、洗涤用品碱性强等都是导致皮肤干燥的重要原因。

典型症状及原因

①年龄增长是导致皮肤干燥的原因之一。随着体内雌激素水平的降低，皮脂分泌减少，皮肤保存水分的能力会下降，从而使皮肤变得越来越干。

②皮肤表面角质层内含有一种"天然保湿因子"，它的多少决定了皮肤含水量的高低。保养品使用过度，会使皮肤分泌油脂能力下降，导致干燥缺水。

③外界气候的变化，会导致皮脂腺和汗腺分泌异常，皮肤的表面就变得更粗糙，抵抗力也会减弱。时间长了，就可能变成习惯性干燥。

④睡眠不足、疲劳、过度减肥及偏食，会使机体营养失衡，肌肤变得没有活力，血液循环下降，导致皮肤干燥粗糙。

调理原则

坚持每天按摩面部1～2次，每次5分钟，可以促进血液循环，改善皮肤的生理功能。 **1**

饮食方面要多食用牛奶、牛油、猪肝、鸡蛋、鱼类、香菇及南瓜等，每天多喝水，补充机体需要的水分。 **2**

可用蒸面疗法加快面部的血液循环，促进新陈代谢，补充必需的水分和油分。 **3**

做补水面膜，一般情况下，敷脸15～30分钟即可取下，1周1～2次。 **4**

胡萝卜： 营养价值丰富，包含多种胡萝卜素、维生素及微量元素等，可改善皮肤粗糙，使皮肤光滑细腻。

 芦 荟： 芦荟中的芦荟胶皮肤渗透性很强，可以直达皮肤深层。它的超强渗透力能够帮助肌肤捕捉氧气，锁住肌肤水分。

芝 麻： 有养血的功效，可以治疗皮肤干枯、粗糙，令皮肤细腻光滑、红润光泽。芝麻中含有丰富的维生素E，能防止过氧化脂质对皮肤的危害。

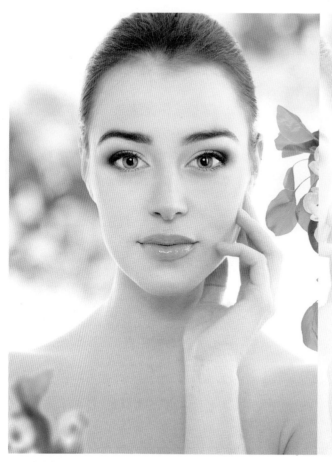

民间偏方

‖甘油润肤‖

将一份甘油和两份水混合，再加入几滴白醋，均匀搅拌好之后就可以用来擦拭肌肤。如果经常用这种方法来擦拭肌肤，能够让肌肤更加洁白细嫩。

保湿妙招：足浴法

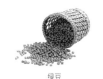

绿豆

白芷

|配 方| 取绿豆100克，滑石10克，白芷15克备用。

|做 法| 将绿豆、滑石和白芷一同放入锅中，加水煎煮，倒出药汁备用。

|使用方法|

将做好的药汁放入足浴盆中，加入热水进行足浴，每天1次，每次40分钟。

|功 效|

可润滑皮肤，使肌肤水嫩不干燥，让皮肤光滑细腻不紧绷，改善皮肤干燥脱皮的现象。

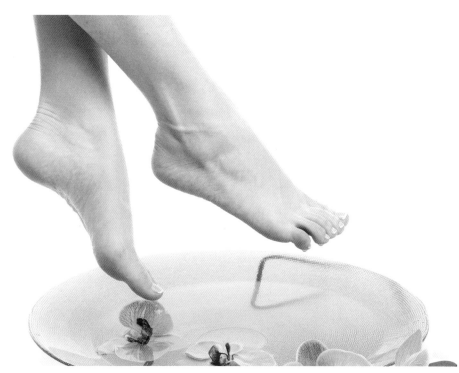

水肿

认识水肿

水肿是指血管外的组织间隙中有过多的体液积聚，为临床常见症状之一。水肿是全身出现气化功能障碍的一种表现，与肺、脾、肾、三焦密切相关。依据症状表现不同而分为阳水、阴水两类，常见于肾炎、肺心病、肝硬化、营养障碍及内分泌失调等疾病。

典型症状

①外感邪毒：水肿起于眼睑，继则四肢及全身皆肿，或先皮肤长疮、咽喉肿痛、扁桃体肿大，继而眼睑水肿，延及全身；来势迅速，多有恶寒发热、肢节酸痛、小便短少等症，伴外感风寒或风热症状。

②脾虚湿盛：全身水肿，皮肤绷急光亮，按之没指，小便短少，身体困重，胸闷腹胀，烦热口渴，纳呆，泛恶，苔腻，脉沉缓，起病较缓，病程较长。

③脾肾阳衰：身肿，腰以下为甚，按之凹陷不易恢复，脘腹胀闷，食少便溏，面色不华，畏寒肢冷，腰部冷痛酸重，神疲乏力，苔白腻或白滑。

调理原则

平时多食用祛湿消肿、利尿的食物，如冬瓜、薏米、红豆、西红柿、西瓜等，可以改善水肿的症状。  1

多运动或者做瑜伽改善血液循环，出大量的汗，加速体内垃圾排出体外。  2

可以多按摩，促进淋巴结和血液循环更通畅，带走多余的体内垃圾。  3

睡前不能喝太多水，这样容易导致机体负荷增加，导致水肿加重。 4

祛肿妙招：按摩法

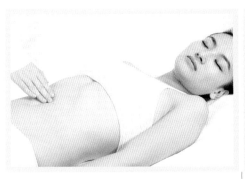

①将食指、中指、无名指并拢，以水分穴为圆心，顺时针方向摩动腹部2分钟。

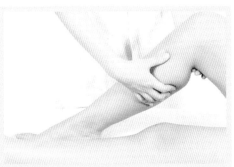

②用拇指指腹按压阴陵泉穴，用上臂发力，进行颤抖，约半分钟。

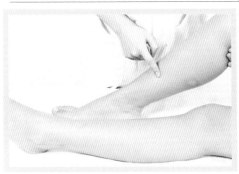

③用食指指腹推按中都和复溜穴数十次，以潮红发热为度。

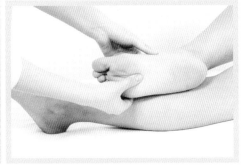

④用拇指指尖以顺时针方向掐揉涌泉穴2分钟，力度由轻渐重。

 注意事项

按摩时以局部有适度的酸胀、麻木、舒适感为宜。出现了皮肤破溃或者是患有影响按摩操作的皮肤病如脓肿、湿疹、风疹、癣、溃疡性皮肤病、烫伤，以及烧伤等，要禁用或者是慎用按摩。

认识双下巴

"双下巴"是由于颈部脂肪堆积所引起，医学上称为下颌脂肪袋。多见于中老年人，特别是中年女性更多见。它是由于皮下脂肪组织堆积过多，加之上了年纪皮肤老化而松弛，并因重力的作用而下垂，从外观上看下颌似有双下巴，颈部臃肿短粗，失去颈部固有的线条美、曲线美。

调理原则

1	祛除双下巴可以多做按摩，促进血液循环，加速脂肪燃烧，通过长期按摩动作能有效改善双下巴。
2	减少高热量食物摄入，以清淡饮食为主，多吃蔬菜水果，更能有效解决双下巴问题。
3	每天可以练习发出字母a、i、u、e、o的声音，锻炼脸部肌肉，让肌肤更为紧致。
4	多抬头，活动脖子，燃烧多余脂肪，拉伸线条，修饰轮廓的线条美感。

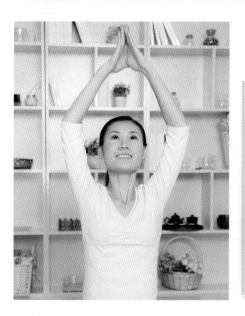

运动法

①跪立，挺直腰背，双脚分开与肩同宽，吸气。

②双手上举，一边呼气，上身慢慢后仰，让颈部放松，坚持10秒。

③再恢复初始姿势，然后循环重复，每天坚持10次。

祛双下巴妙招：按摩法

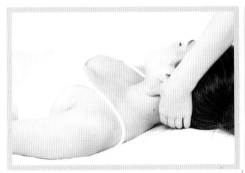

①用拇指按揉天容穴2~3分钟，力度适中，以有胀痛感为宜。

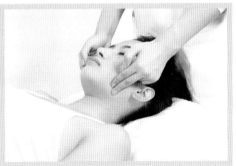

②用食指和中指指腹按压颊车穴3分钟，有酸胀感为宜。

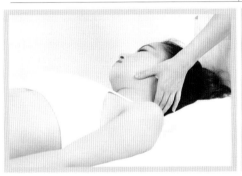

③用拇指按揉大迎穴2~3分钟，力度适中，有酸胀感为宜。

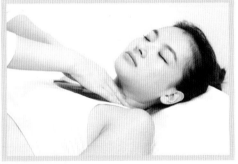

④四指合并，按揉阿是穴5分钟，力度适中，有酸胀感为宜。

 注意事项

胖人的脂肪层较厚，所以对于外来的压力会有一定的缓冲力，胖人在进行自我按摩的时候，只有用力略重才能够起到治疗效果，但注意避免过度用力伤害皮肤。按摩之前可以先做一个面膜，然后再进行按摩操作，可以促进面膜营养物质吸收。

Part 3

身心轻松，
小病小痛去无踪

不少女性原本肤色红润、明眸皓齿，
但随着年龄的增长，抵抗力下降，
身体发生了诸多变化：头发失去光泽、干枯分
叉，头昏眼花，还伴有腰酸腿痛、精神不振……
让人烦恼不安。
本章用简单明了的自然疗法，
缓解身心亚健康病症，赶走小病痛。

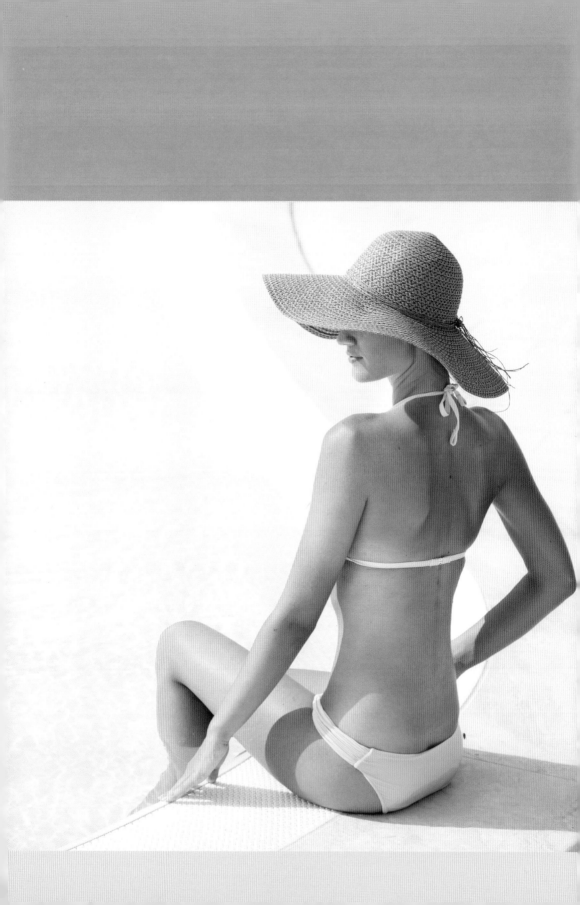

认识头痛

头痛是临床常见的病症。痛感有轻有重，疼痛时间有长有短，形式也多种多样。常见的症状有胀痛、闷痛、撕裂样痛、针刺样痛，部分伴有血管搏动感及头部紧箍感，以及发热、恶心、呕吐、头晕、纳呆、肢体困重等症状。头痛的发病原因繁多，如神经痛、颅内病变、脑血管疾病、五官疾病等均可导致头痛。

典型症状

①风寒头痛：吹风受寒易诱发，有时痛连项背，恶风寒，喜裹头，口不渴。
②风热头痛：头胀痛，甚则如裂，恶风发热，面红耳赤，口渴，或咽红肿痛，尿黄或便秘。
③暑湿头痛：头痛如裹，脘腹胀闷，食欲下降，肢体倦怠，身热汗出，心烦口渴，湿气重。

调理原则

减少对病因的刺激，如避免感受外邪，勿情绪过激使血压升高，慎劳倦、过食肥甘等。 1

头痛急性发作期，应适当休息，饮食宜清淡，营养易消化，不宜食用炸烤辛辣的厚味之品，同时限制烟酒。 2

若患者精神紧张，情绪激动，可疏导劝慰，并选择安静舒适的环境疏导。 3

为了避免头部受风寒，冬季天气寒冷，最好戴一个帽子，注意保暖。 4

蔓荆子：疏散风热、清利头目。用于风热感冒头痛，齿龈肿痛，目赤多泪，目暗不明，头晕目眩。

 佩 兰：气味芳香，善于化湿醒脾、发表祛湿、和中化浊。用于伤暑头痛，无汗发热，胸闷腹满，口中甜腻，口臭。

天 麻：养血熄风，可治疗血虚肝风内动的头痛、眩晕；祛风止痛，用于风痰引起的眩晕，偏正头痛，肢体麻木，半身不遂。

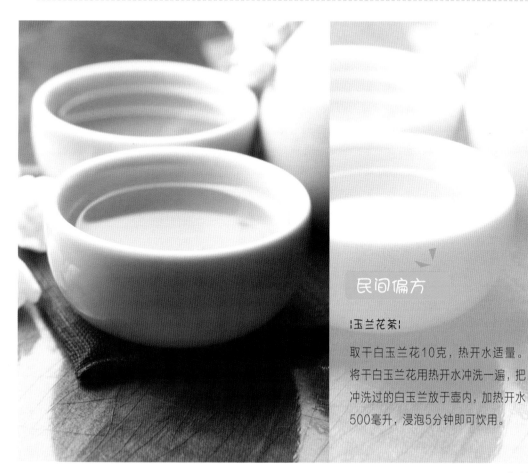

民间偏方

|玉兰花茶|

取干白玉兰花10克，热开水适量。将干白玉兰花用热开水冲洗一遍，把冲洗过的白玉兰放于壶内，加热开水500毫升，浸泡5分钟即可饮用。

止痛妙招：按摩法

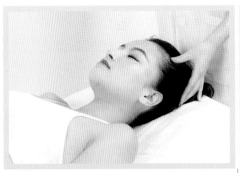

①将拇指指尖放于两侧头维穴上，其余四指附于患者的同侧脑部，揉按1~2分钟。

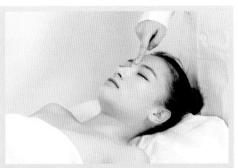

②将食指放于印堂穴上揉按50次，以皮肤微微发红、发热为度。

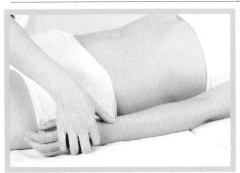

③将拇指放于列缺穴上，双手其余四指附于手臂，力度适中，揉按3分钟。

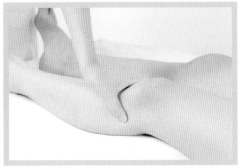

④用拇指按揉阳陵泉穴，力度适中，按揉3分钟即可。

注意事项

按摩时，有些患者容易入睡，应取毛巾盖好，以防着凉，注意调节室温。不要在当风之处按摩，人的头部肌肉薄弱，也比较敏感，所以在对头部进行按摩的时候，注意用力一定要轻，但也不能太轻，以免达不到效果，要把握好力度。

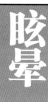

眩晕

认识眩晕

眩晕与头晕有所相似，但本质不同。眩晕分为周围性眩晕和中枢性眩晕。中枢性眩晕是由脑组织、脑神经疾病如高血压、动脉硬化等脑血管疾病引起。周围性眩晕发作时多伴有耳聋、耳鸣、恶心、呕吐、出冷汗等植物神经系统症状。如不及时治疗容易引起痴呆、脑血栓、脑出血、中风偏瘫，甚至猝死等情况。

典型症状

①肝阳上亢：眩晕耳鸣，头涨痛且急躁易怒，每因烦劳或恼怒而头晕、头痛加剧，颜面潮红，失眠多梦，口苦，舌红苔黄。

②痰湿中阻：视物旋转，头昏如蒙，胸闷，时常恶心反胃，苔白腻。

③气血虚弱：头晕目眩，动则加剧，劳累即发，面色苍白或萎黄，倦怠乏力，心悸失眠，饮食减少。

④肾精不足：眩晕发作持续时间长，精神萎靡，失眠健忘，腰酸膝软。

调理原则

低血压引起的眩晕患者可选用益气补虚的药材，如黄芪、党参、山药、红枣等，应多吃富含营养的食物，如蛋类、瘦肉、鱼类、土鸡、鸭肉、牛肉等，多吃青菜和水果，以增强营养，补充人体所需的营养物质。

1

贫血引起的眩晕患者应多食补血的食物，如熟地、红枣、龙眼肉、党参、阿胶、枸杞、菠菜、动物肝脏、乌鸡、甲鱼等。

2

由血压、血脂过高引起的眩晕患者饮食应以新鲜清淡为主，多选用荷叶、菊花、枸杞、芹菜、洋葱、黑木耳、苦瓜等降压降脂的食物。忌食辛辣肥甘的食物，如辣椒、酒类、肥肉、油炸物等。

3

祛晕妙招一：按摩法

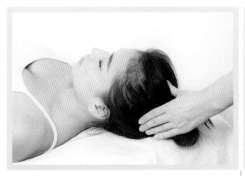

①将拇指指腹放于百会穴上，以顺时针和逆时针方向揉按，以百会穴四周有酸胀感为宜。

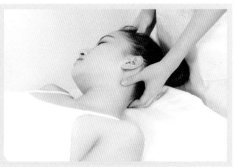

②将拇指放于翳风穴上，分别以顺时针和逆时针方向揉按，以局部有酸胀感为宜。

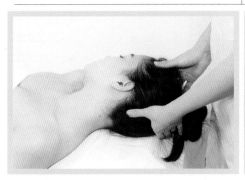

③将拇指放于头部的头窍阴穴上，先按压30次，再顺时针揉按3~5分钟。

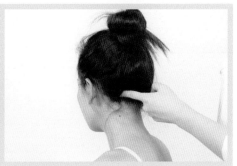

④用拇指和食指按揉风池穴3~5分钟，力度由轻渐重。

注意事项

脑部出现脑栓塞和处于急性发作期的脑出血患者，以及各种恶性肿瘤患者都禁止按摩头部。按摩时，注意用力一定要轻，但是太轻，以至于没有感觉的话也是起不到治疗效果的，所以要把握好力度。

祛晕妙招二：刮痧法

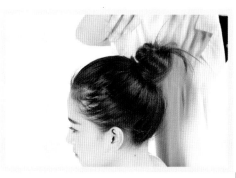

①用刮痧板角部刮拭百会穴30次，以有明显酸麻胀痛感为度。

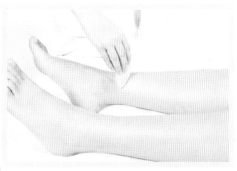

②用刮痧板角部从血海穴刮至阴陵泉穴再到三阴交穴，由上向下刮拭30次。

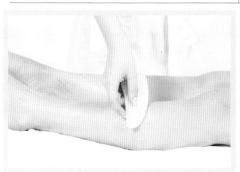

③用刮痧板侧边从上而下刮拭足三里穴30次，以出痧为度。

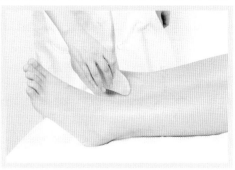

④用刮痧板角部由上至下刮拭太溪穴30次，可不出痧。

注意事项

刮拭头部百会穴时，尽量把头发拨开，避免拉扯头发，此处可以使用点刮法。刮痧后毛孔都是张开的，所以要等毛孔闭合后再洗澡，避免风寒之邪侵入体内。刮痧后喝1杯热水，可补充水分，还可促进新陈代谢。

便秘

认识便秘

便秘是临床常见的复杂症状，而不是一种疾病，主要是指排便次数减少、粪便量减少、粪便干结、排便费力等。引起功能性便秘的原因有：饮食不当，如饮水过少或进食含纤维素的食物过少；生活压力过大，精神紧张；滥用泻药，对药物产生依赖；结肠运动功能紊乱；年老体虚，排便无力等。

典型症状

①热性便秘：大便干结、质硬，腹胀，腹痛，面红身热，口干口臭。
②气滞便秘：大便干结，或不甚干结，欲便不得出，或便而不畅，肠鸣矢气，腹中胀痛，胸胁满闷，嗳气频作，饮食减少，舌苔薄腻，脉弦。
③气虚便秘：虽有便意但排便不畅，或数日无便却腹无所苦。
④阴寒积滞：大便艰涩，腹痛拘急，胀满拒按，胁下偏痛，手足不温，呃逆呕吐，舌苔白腻，脉弦紧。

调理原则

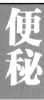

应选择具有润肠通便作用的食物，常吃含粗纤维丰富的各种蔬菜水果，如红薯、芝麻、南瓜、芋头、韭菜、苋菜、马铃薯、空心菜、茼蒿、甜菜、海带、萝卜、牛奶、海参、猪大肠、猪肥肉、梨、无花果、苹果、香蕉、桑葚、杨梅、甘蔗、松子、柏子仁、胡桃、蜂蜜等。多吃富含B族维生素的食物，如土豆、菠菜等。

1

合理安排生活和工作，做到劳逸结合。适当的文体活动，特别是腹肌的锻炼有利于胃肠功能的改善，对于久坐少动和精神高度集中的脑力劳动者更为重要。养成良好的排便习惯，每日定时排便，这样就能定时产生条件反射，逐渐形成良好的排便规律。

2

火麻仁：本品甘平，质润多脂，能润肠通便，且又兼有滋养补虚的作用，适用于各种肠燥便秘症。临床亦常与郁李仁、瓜蒌仁、苏子、杏仁等润肠通便药合用。

蜂 蜜：本品有润肠通便之效，治疗肠燥便秘者，可单用冲服，或与生地黄、当归、火麻仁等滋阴、生津、养血、润肠通便之品配伍使用。

香 蕉：富含粗纤维，可促进胃肠蠕动，具有清热、通便、解酒、降血压、抗癌的功效，对于便秘、痔疮患者大有益处。

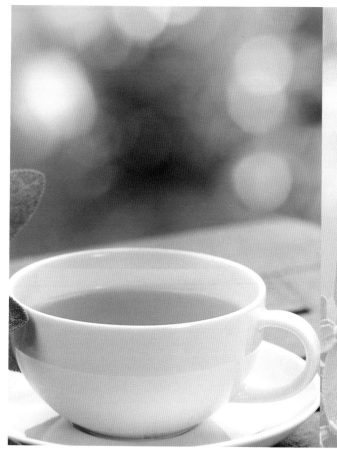

民间偏方

[酒精姜汁疗法]

取酒精、鲜姜适量。鲜姜去皮切碎，榨成姜汁；每晚睡前先用酒精将肚脐擦干净，再用姜汁均匀涂抹于肚脐处，能改善便秘情况。

通便妙招一：足浴法

黑芝麻

桃仁

|配 方| 取黑芝麻15克，桃仁15克。

|做 法| 将材料放入锅中加水煎煮，取药液。

|使用方法|

将药液放入足浴盆中进行足浴，每日1次，每次25分钟。

|功 效|

具有补肝肾、滋五脏、益精血、润肠通便等功效，对于便秘者有一定缓解作用。

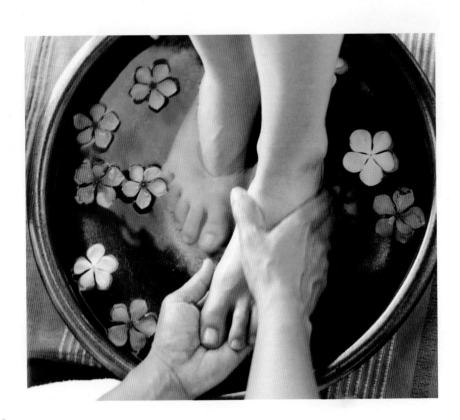

通便妙招二：按摩法

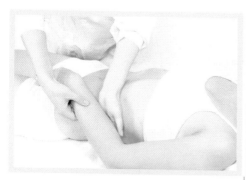

①将拇指指尖放于前臂背侧的支沟穴上按压，以局部感到胀痛为宜，每次按压5分钟。

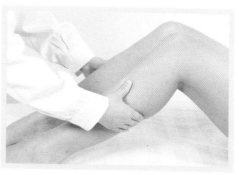

②将拇指指尖放于上巨虚穴上，微用力压揉，以局部有酸胀痛感为宜。

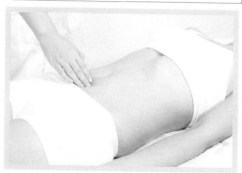

③将食指、中指、无名指并拢，放于下腹部气海穴上，力度轻柔，环形按揉5分钟。

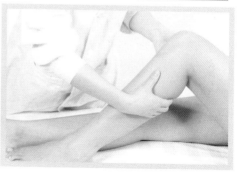

④用拇指指腹按揉足三里穴3分钟，力度适中，有酸胀感为宜。

注意事项

按摩时，一定要注意力度先轻后重，这样才能够让身体有一个适应的过程。按摩时应注意各种按摩手法应用在局部及整体的反应，对于有明显改善身体状况，出现酸胀感及轻度疼痛的手法可多用。

腹泻

认识腹泻

腹泻是大肠疾病最常见的一种症状，主要表现为排便次数明显超过日常习惯的排便次数，粪质稀薄，水分增多，每日排便总量超过200克。正常人每天只需排便1次，且大便成形，颜色呈黄褐色。腹泻主要分为急性与慢性，急性腹泻发病时间为1~2周，但慢性腹泻发病时长则在两个月以上，多由肛肠疾病所引起。

典型症状

①伤食证：泻下粪便臭如败卵，伴有未消化食物，腹痛，泻后痛减，脘腹痞满，嗳腐酸臭，不思饮食。

②脾胃虚弱：大便时溏时泻，迁延反复，伴有未消化食物，饮食减少，食后脘闷不舒，面色萎黄，神疲倦怠。

③肝气乘脾：泄泻每因精神因素、情绪波动而诱发，平时可有腹痛肠鸣，胸胁胀闷。

调理原则

腹泻期间不能食用淀粉类和脂肪过多的食物，多食蔬菜类食物。

1

补充电解质。增加流质饮食的摄入，如牛奶、藕粉、软面和稀粥等。它们含有人体所需的大量电解质。

2

注意保暖，避免着凉。腹泻严重者，应及时就医，以免延误病情。

3

饮食规律，不要暴饮暴食，忌食生冷食物，作息规律，心情保持愉悦。

4

神 曲：性温，味甘、辛，归脾、胃经。用于饮食停滞，消化不良，脘腹胀满，食欲不振，呕吐泻痢。

 莱菔子：性平，味辛、甘，归肺、脾、胃经。用于饮食停滞，脘腹胀痛，大便秘结，积滞泻痢，痰壅咳喘。

猪 苓：性平，味甘、淡，归肾、膀胱经。有利水渗湿的作用，治疗小便不利，水肿，泄泻，淋浊，带下。

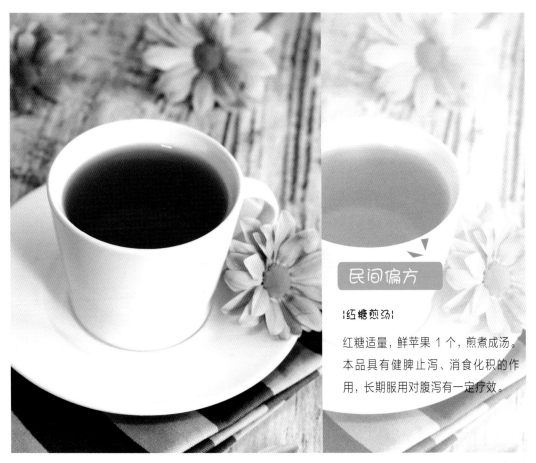

民间偏方

|红糖煎汤|

红糖适量，鲜苹果 1 个，煎煮成汤。本品具有健脾止泻、消食化积的作用，长期服用对腹泻有一定疗效。

止泻妙招一：足浴法

梧桐树叶

水

|配 方| 梧桐树叶多片。

|做 法| 将准备好的梧桐树叶放入锅中，加入2500毫升水，煎煮后备用。

|使用方法|

把煎煮好的药汁倒入盆中进行足浴，每次30分钟，每天1次。

|功 效|

具有解毒消肿、祛风除湿、行气止痛的作用，用于风湿痹痛，跌打损伤，痈疮肿毒，痔疮，小儿疳积，泻痢，高血压病，还可用于急性腹泻。

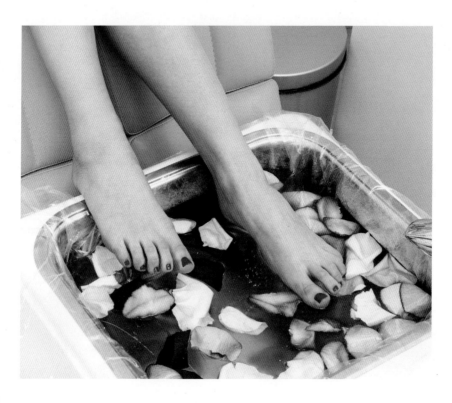

止泻妙招二：按摩法

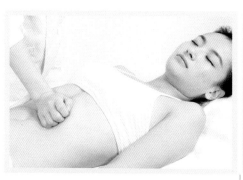

①用手掌大小鱼际处按揉中脘穴，先顺时针方向按揉5分钟，再逆时针方向按揉5分钟。

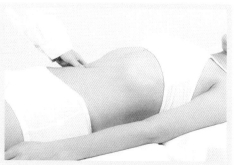

②用拇指指腹按揉天枢穴，缓慢地加力，按揉5分钟。

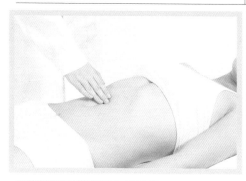

③将食指、中指、无名指并拢，围绕肚脐按摩腹部1~3分钟，以潮红发热为佳。

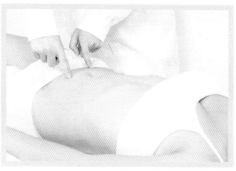

④用食指指腹推按大巨穴，缓慢地加力，力度适中，推按5分钟。

注意事项

开始按摩穴位的时候，注意用力要轻，然后再逐步加大力量。对于处于特殊生理期，如月经期和怀孕期的妇女，均不宜按摩腹部；有急性传染病或急性炎症的病人，不宜施行按摩疗法。

落枕

认识落枕

落枕多因睡卧时体位不当，造成颈部肌肉损伤，或颈部感受风寒，或外伤，致使经络不通，气血凝滞，筋脉拘急而成。临床主要表现为颈项部强直酸痛不适，不能转动自如，并向一侧歪斜，甚则疼痛牵引患侧肩背及上肢。中医治疗落枕的方法很多，推拿、针灸、热敷等均有良好的效果，尤以推拿法为佳。

典型症状

①风寒袭络：睡眠时受寒，盛夏贪凉，使颈背部气血凝滞、筋络痹阻，而发生颈肩疼痛。颈项疼痛重者，疼痛多一侧放射，有时伴有颈肩上麻木、头痛。

②气滞血瘀：素体气滞血瘀、经脉不通，晨起后却感到项背部明显酸痛，转侧失灵，稍有活动疼痛回避；颈部有固定压痛点；舌紫或有瘀斑、苔薄白。

③肝肾亏虚：平素为肝肾亏虚之人，或有颈椎病史，颈部肌肉压痛不明显、僵硬，不能俯仰转侧。

调理原则

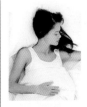

用枕适当：枕头要有弹性，枕芯以压缩海绵枕芯为宜。仰卧时，枕头的高度为8厘米左右；侧卧时，高度为10厘米左右。仰卧位时，枕头的下缘最好垫在肩胛骨的上缘，不能使颈部落空。

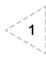 1

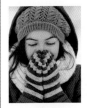

颈部保暖：颈部受寒冷刺激会使肌肉血管痉挛，加重颈部疼痛。夜间睡眠时应注意防止颈肩部受凉，空调温度不宜过低，严寒的冬季应该戴一个围脖，避免颈部受风寒侵袭发病。

 2

姿势正确：伏案工作姿势是颈部保持正直，微微地前倾，不要扭转、倾斜；久坐姿势时间超过1小时，应该休息几分钟，做些颈部运动或按摩；不宜将头靠在床头或沙发扶手上看书、看电视。

 3

正颈妙招一：热敷法

白芍

葛根

|配 方| 白芍20克，葛根15克，桂枝15克，川芎10克，甘草5克。

|做 法| 将药材放入锅中加清水煎煮，取药汁备用。

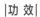

|使用方法|

用纱布包裹药渣，包紧后蘸取药液热敷于疼痛部位，每日2次，每次20分钟。

|功 效|

舒筋活络，缓解疼痛。用于表证发热，项背强痛，麻疹不透，热病口渴，阴虚消渴，热泻热痢，脾虚泄泻。

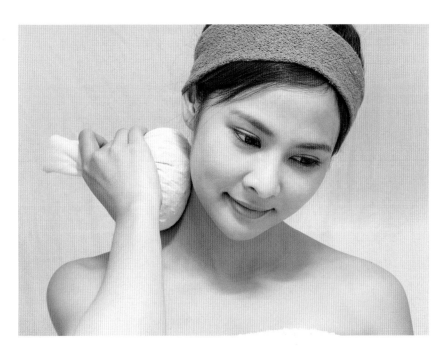

正颈妙招二：按摩法

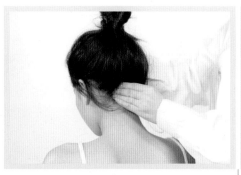

①揉按患者病痛局部阿是穴或压痛点3分钟，以有酸胀感为度。

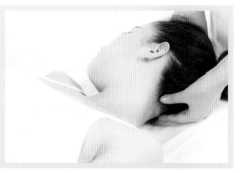

②拇指和食指相对成钳形拿捏风池穴30次，以每秒钟1~2次的频率有节奏地捏揉。

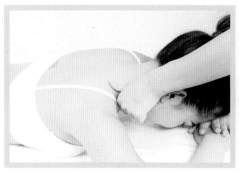

③用拇指和食指按揉肩井穴30次，以局部酸痛为度。

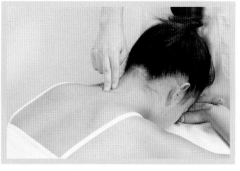

④用食指、中指指腹按揉大椎穴5分钟，力度适中，以有胀痛感为宜。

注意事项

按摩力度以受术者能够承受为宜，由轻至重慢慢加力，注意要保持一个柔和均衡的速度，以局部有适度的酸胀、麻木、舒适感为宜。怀孕五个月以上的妇女和处于月经期的女性，不宜按摩肩颈。

肩周炎

认识肩周炎

肩周炎是肩部关节囊和关节周围软组织的一种退行性、炎症性慢性疾患。主要临床表现为患肢肩关节疼痛，昼轻夜重，活动受限，日久肩关节肌肉可出现废用性萎缩症状。中医认为本病多由气血不足，营卫不固，风、寒、湿之邪侵袭肩部经络，致使筋脉收引，气血运行不畅而成，或因外伤劳损，经脉滞涩所致。

典型症状

①气滞血瘀：肩部疼痛，呈胀痛或刺痛，痛势剧烈，入夜更甚，甚至夜间难眠，痛处不移，拒按，多牵拉上肢、颈背部，情志刺激加重，肩部可有肿胀，舌质紫暗或有瘀斑、瘀点，脉细涩。

②风寒入络：肩部疼痛，痛牵扯肩胛、背部、上臂、颈项，并有拘急感，天冷或受凉加重，得热减轻，肩部活动受限，压痛明显，舌淡，苔薄白，脉浮或紧或沉细。多由汗出当风、贪凉着寒，久受风寒所致。

调理原则

平时注意保养肩部，做前后左右的活动，尽量最大幅度活动颈项部。加强体育锻炼是预防和治疗肩周炎的有效方法，加强肩关节肌肉的锻炼可以预防和延缓肩周炎的发生和发展。　1

不要拿或扛过重的东西，避免肩颈受伤。劳逸结合，避免过度劳累。平时要注意健康饮食，忌吃肥腻食品，如肥肉、奶油、油炸食品等均属肥腻食品，多吃蔬菜水果，如白菜、西红柿、苹果、草莓等。　2

重视防寒保暖，随气候变化随时增减衣服，避免受寒受风及久居潮湿之地，勿使肩部受凉。一旦着凉也要及时治疗，切忌拖延不治。　3

消炎妙招一：按摩法

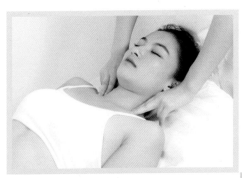

①双手食指、中指紧并，放于缺盆穴上用力揉按2分钟。

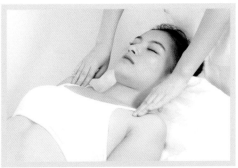

②双手食指、中指、无名指紧并，放于巨骨穴上揉按，以局部酸胀为宜。

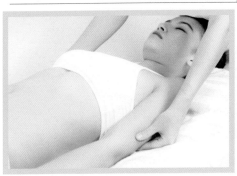

③将拇指放于手五里穴上揉按，其余四指附于手臂上，以局部酸胀为宜。

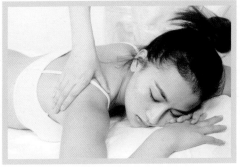

④用拇指按揉肩井穴3分钟，力度适中，以皮肤潮红为度。

注意事项

肩周炎患者在进行推拿按摩时应在医师指导下进行操作，以免耽误病情，造成不必要的伤害。按摩前，可在肩周操作部位涂抹适量活络油或是药酒，以加强疗效。

消炎妙招二：足部反射区按摩法

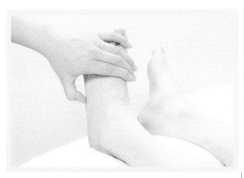

①用拇指掐压肩关节反射区和肘关节反射区，力度适中，各50次。

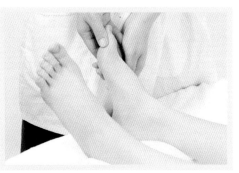

②用拇指按揉颈项反射区和颈椎反射区，力度适中，各3分钟。

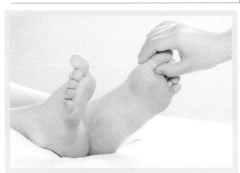

③用拇指按压斜方肌反射区和脑干反射区，力度适中，各5分钟。

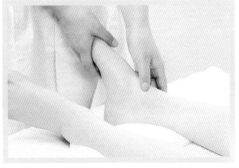

④用拇指掐压上身淋巴结反射区和下身淋巴结反射区，力度适中，各3分钟。

注意事项

按摩前剪短指甲，避免刮伤。操作时用拇指指腹着力于施术部位，以一定的力度旋转揉动，达到带动皮下组织的效果。按摩时力度要均匀连贯，作用面积小而集中，之后逐渐扩大范围，效果更佳。

手脚冰凉

认识手脚冰凉

手脚冰凉又称手脚冰冷，天气一冷，就感觉全身发冷，手脚尤其冰凉的受不了，这种情况，就是中医所说的"阳虚"，也就是一般所俗称的"冷底"或是"寒底"。手脚冰冷和心脏血管有很大的关系。一旦心血管系统的功能出现障碍，就会影响血液运行输送，造成手脚冰冷的情形。

典型症状及好发人群

①体型瘦小：体型较瘦、虚寒体质的女生最容易出现手脚冰冷，这类型的人末梢血液循环较差，容易使体温调节的机制紊乱，导致手脚冰冷。

②低血糖或低血压：食物是身体很重要的热量来源，减肥过度、饿过了头，血糖会降低，就会有手脚冰冷的现象。血压过低，血液循环也会不佳，疲劳、身体衰弱时，血压也容易降低，就会手脚冰冷。

③压力过大：工作紧绷的压力或时间逼迫的压力，都会让手脚发冷发抖，只要过了这个紧张时期，手脚就会慢慢恢复温暖。

调理原则

多运动，使心脏收缩能力加强，促进血液循环。忌寒性食物与冷饮，多喝热水和食用温补食物，如韭菜、桃、杏。 1

不要偏食、过度减肥，让身体储存适量的脂肪，可帮助维持体温。 2

多泡澡或者手足浴，促进血液循环，缓解手脚冰冷症状，帮助睡眠。  3

注意保暖，外出可以戴一个口罩，办公室不易吹太久的冷气，多穿一件外套保暖。   4

黑木耳： 性平味甘，归胃、大肠经，具有滋补、润燥、养血益胃、活血止血、润肺、润肠的作用。

丹 参： 味苦，微寒，归心、肝经，具有活血散瘀、消肿止血、消炎止痛、调经止痛、扩张冠状动脉、改善心肌缺血状况的作用。

肉苁蓉： 味甘、性温，具有补肾壮阳、填精补髓、养血润燥、悦色延年等功效。长期食用可增加体力、增强耐力以及抵抗疲劳。

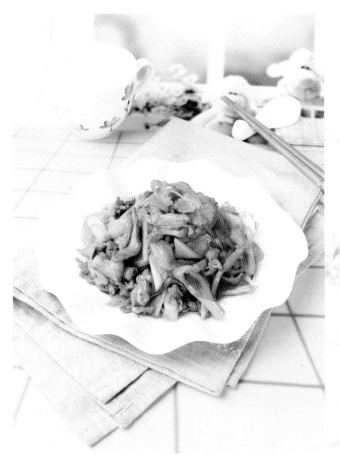

民间偏方

|爆炒羊肉|

羊肉切薄片，生姜切细丝，芹菜切段，锅内加油少许，起旺火，待油冒烟时，加入花椒、八角、姜丝、芹菜略炒，加羊肉片翻炒，放入切好的葱，加入盐、味精，出锅时淋麻油即可。

保暖妙招一：生姜澡浴

生姜

肉桂

|配 方| 生姜100克，肉桂80克，甘菊50克。

|做 法| 将材料煎汁放入洗浴盆中，倒入热水（也可以用于足浴）。

|使用方法|

将整个身体放入洗浴盆中浸泡20分钟。

|功 效|

促进血液循环，让手脚暖和。全身泡澡还可促进末梢血液循环，帮助入睡。

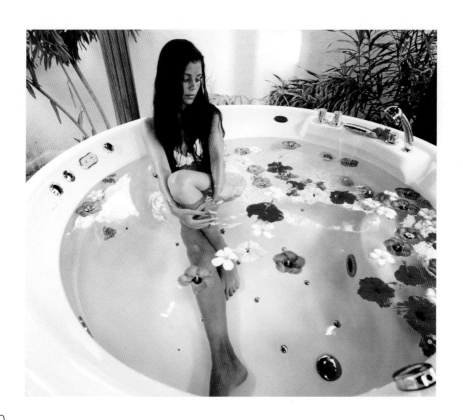

保暖妙招二：足部反射区按摩法

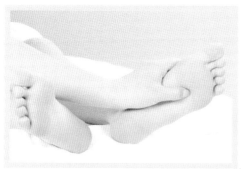

①用拇指掐揉肾反射区3~5分钟，力度适中，以局部酸胀为宜。

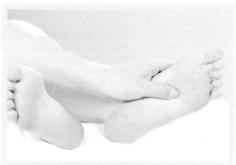

②用拇指按揉输尿管反射区3分钟，力度适中，以局部有酸胀感为宜。

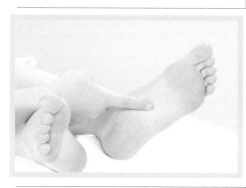

③用拇指按揉膀胱反射区3分钟，力度适中，以局部酸胀为宜。

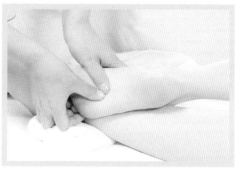

④用双手拇指指腹推揉足心涌泉穴，有发热感为宜。

注意事项

严重出血病患者，如咯血、吐血、便血、脑出血、胃出血、子宫出血及其他内脏出血，不宜进行足部按摩；妊娠及月经期的女性足部按摩要慎重；有静脉曲张的患者，不宜进行足部按摩。

贫血

认识贫血

贫血是指人体外周血红细胞容量减少，低于正常范围下限的一种常见的临床症状。主要症状为头昏、耳鸣、失眠、记忆减退、注意力不集中等，乃是贫血导致神经组织损害的常见症状。成年男性血红蛋白小于120克/升，成年女性（非妊娠）血红蛋白小于110克/升，孕妇血红蛋白小于100克/升，均可诊断为贫血。

典型症状

①心脾两虚：面色苍白，倦怠乏力，头晕心悸，舌胖而淡。

②脾胃虚弱：面色萎黄或淡白，神疲乏力，纳少便溏。

③脾肾阳虚：面色苍白，倦怠无力，少气懒言，畏寒肢冷，自汗，腰酸腿软，遗精阳痿，月经不调。

调理原则

如伴有红细胞计数过低，血红蛋白不足的贫血症，宜适当多吃诸如猪肝、蛋黄、鱼虾、豆腐及新鲜蔬果。 1

莲子、桂圆、红枣、桑葚等果品，具有养心益血、健脾补脑之力，可常食用。 2

伴有食少纳差者，宜适当食用能刺激食欲的食物和调味品，如姜、葱、醋、胡椒、辣椒、啤酒、葡萄酒等。 3

宜选择适当的高钠、高胆固醇饮食，如猪脑、猪肝、鸡蛋、奶油、鱼卵、猪骨等。  4

阿 胶： 补血、止血、滋阴润燥作用强，用于血虚萎黄，眩晕心悸，心烦不眠，肺燥咳嗽。孕妇、高血压、糖尿病者在医师指导下服用。

桂 圆： 补脾养心、生血益气，适宜于神经性或贫血性或思虑过度所引起的心跳心慌、头晕失眠者食用。

紫河车： 能增强机体抵抗力，有激素样作用，补气、养血、益精作用强，用于体质虚弱，久病体虚，虚喘，盗汗，遗精等症。

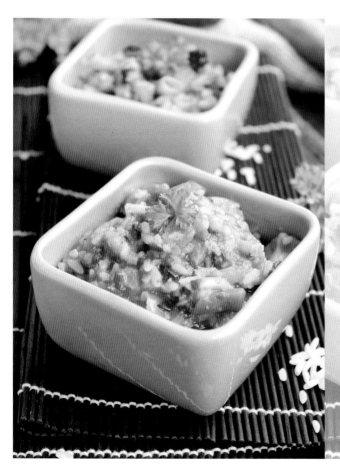

民间偏方

红枣粳米饭

取粳米100克，糙米100克，红枣50克，将其洗净，红枣去核，切小块，将其一同放入锅中，置于火上，煮沸后转小火煮半个小时至熟即可。可提高免疫力，改善贫血。

痔疮

认识痔疮

痔疮又称痔核，是肛门科最常见的疾病。临床上分为三种类型：位于齿线以上的为内痔，在肛门齿线以外的为外痔，二者混合存在的称混合痔。外痔主要表现为感染发炎或形成血栓外痔时，局部肿痛。内痔主要表现为便后带血，重者有不同程度贫血。中医认为本病多由大肠素积湿热，或过食炙烤辛辣之物所致。

典型症状

①气滞血瘀：肛内有肿物脱出，肛管紧缩，坠胀疼痛，甚或嵌顿，肛缘水肿，触痛明显，大便带血。

②湿热下注：便血色鲜，量较多，便时肛门有肿物脱出，可自行还纳，肛门坠胀，或灼热疼痛，或糜烂坏死，口干不欲饮，口苦，小便黄，苔黄腻，脉数。

③脾虚气陷：肛门坠胀，痔核脱出，需用手托还，大便带血，色鲜红或淡红，病程日久，面色少华，神疲乏力，纳少便溏，舌淡，苔白，脉弱。

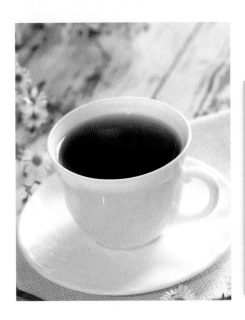

民间偏方 〔蒲公英药饮〕

地榆30克，蒲公英30克，地龙15克，当归、丹皮、甘草、大黄、连翘各9克，槐米12克，将以上药材装入陶瓷罐中用凉水浸没，用大火煮开，再降至微火煎煮25分钟，用纱布过滤药汁即可。

治痔疮妙招：艾灸法

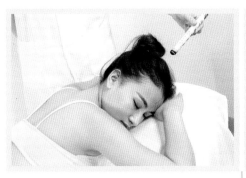

①点燃艾条，用燃着的艾条温和灸治百会穴及周围皮肤10～15分钟。

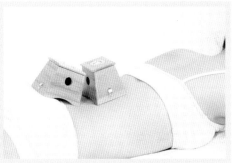

②用内燃艾条的艾灸盒温和灸治腰阳关穴和两侧肾俞穴、大肠俞穴10～15分钟。

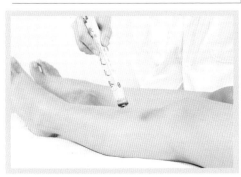

③用燃着的艾条温和灸治足三里穴10～15分钟，有温热感为宜。

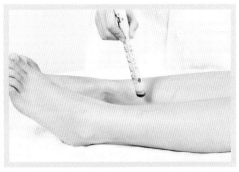

④用燃着的艾条温和灸治三阴交穴10～15分钟，以局部温热舒适为宜。

注意事项

施灸时要注意防止落火，尤其是用艾炷灸时更要小心，以防艾炷翻滚脱落。艾灸时不可过饱或过饥；心情大悲、大喜、大怒时不宜施灸，要保持心情平静舒缓；饭后不宜马上艾灸，饭后1小时后才可以施灸。

Part 4

女人私密花园，
解除妇科烦恼

让女人最心烦的事是什么？
从健康的角度说就是女人病，
也就是我们常说的妇科病。
由于女人先天的生理结构，
决定了气血是影响女人健康的本源。
女人身上的气血达到平衡状态时，
就能保持精力充沛，身心舒畅，体魄强健。
本章详细介绍女性妇科病症的防治方法，
快来了解一下吧！

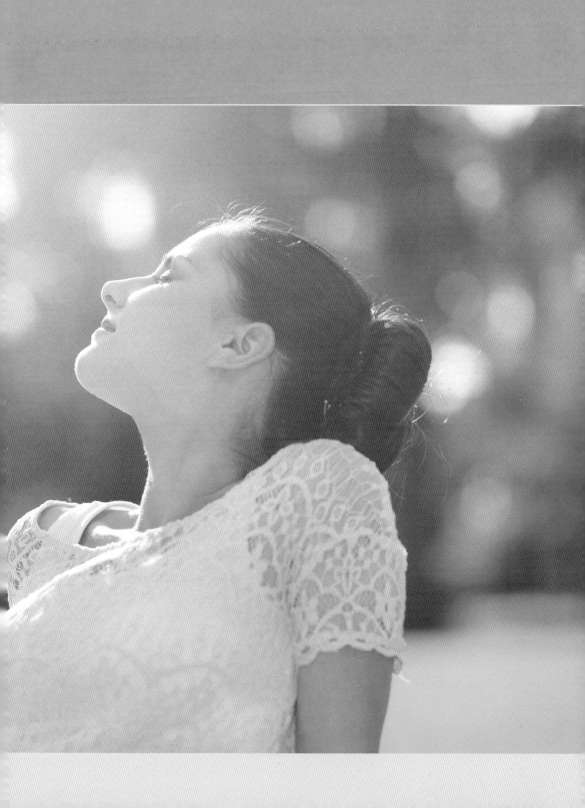

月经不调

认识月经不调

月经是机体由于受垂体前叶及卵巢内分泌激素的调节而呈现的有规律的周期性子宫内膜脱落现象。月经不调是指月经的周期、经色、经量、经质发生了改变。如垂体前叶或卵巢功能异常，就会发生月经不调。中医认为本病多由肾虚而致冲、任功能失调，或肝热不能藏血、脾虚不能生血等而致本病的发生。

典型症状

①阴虚内热：月经先期，量不多，色鲜红质稠，伴有腰膝酸软，面潮红，手足心热，盗汗，心烦失眠，口干，舌红少苔或无苔，脉细数。

②气滞血瘀：月经后期，量少色暗有块，排出不畅，伴有少腹胀痛，乳胀胁痛，精神抑郁，舌正常或稍暗，脉弦涩。

③气血亏虚：月经先期，月经量多色淡，质清稀；或月经后期，量少色淡，质清稀；伴有心悸气短，神疲乏力，面色苍白，眩晕，食欲不振，舌淡苔薄脉细弱无力。

调理原则

保持心情愉悦舒畅，生活有规律，避免经常熬夜、过度劳累。 1

注意饮食均衡，多食用瘦肉，谷类，蔬菜及含钙丰富的食物，不宜食生冷食物，忌辛辣油腻的食物。 2

月经来潮时要注意保暖，经期要防寒避湿，避免使小腹受寒，加强锻炼，提高身体素质。 3

经期避免盆浴、游泳、碰冰水、淋雨，否则可能造成寒湿滞留及血液循环障碍。 4

川 芎：具有行气活血、调经止痛的作用，有"血中气药"之誉，可治疗各种血瘀型病症。

益母草：具有活血化瘀、调经止痛的功效，对女性月经不调诸症均有较好的疗效。

三 七：具有活血化瘀、散血止血的作用，既止血又化瘀，药效显著，有止血不留瘀、活血不伤正的特点，尤其适宜出血兼有血瘀者。

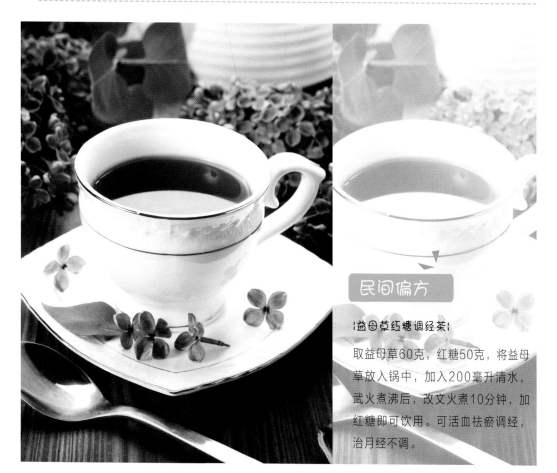

民间偏方

|益母草红糖调经茶|

取益母草60克，红糖50克，将益母草放入锅中，加入200毫升清水，武火煮沸后，改文火煮10分钟，加红糖即可饮用。可活血祛瘀调经，治月经不调。

调经妙招一：足浴法

当归

红花

|配 方| 当归20克，红花15克。

|做 法| 将以上药物一起加3000毫升水，武火煮沸后再转文火煎半小时，滤除药渣。

- -

|使用方法|

将药液倒入盆中，待温度不烫皮肤时，放入双足浸泡15分钟，每天1次。

|功 效|

养血活血、调经止痛。用于血虚萎黄、眩晕心悸、月经不调、闭经、痛经、虚寒腹痛、肠燥便秘、风湿痹痛、跌扑损伤。

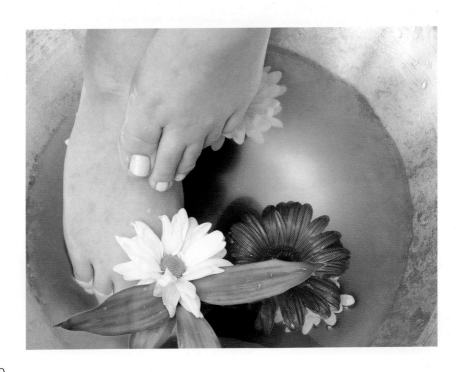

调经妙招二：按摩法

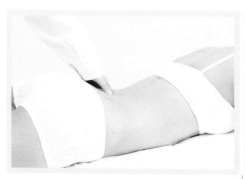

①用拇指点按命门穴5分钟，力度适中，以局部有酸痛感为度。

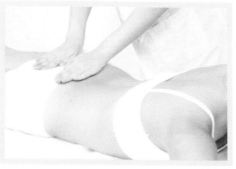

②以双掌相叠揉按八髎穴5分钟，操作时按压的力量要由轻而重，使患部有一定压迫感。

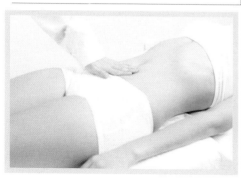

③以气海穴为圆心，单掌顺时针方向环形摩腹10分钟，力度适中。

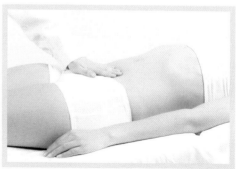

④将手搓热后放于小腹上，顺时针环形按摩关元穴3分钟，力度轻盈。

注意事项

按摩前修剪指甲，避免指甲刮伤皮肤。保持双手的温暖，不宜以冰凉的手去接触被按摩者的身体，最好是在按摩前将双手摩擦生热，效果更佳。

痛经

认识痛经

痛经又称"月经痛"，是指妇女在月经前后或经期，出现下腹部或腰骶部剧烈疼痛，严重时伴有恶心、呕吐、腹泻，甚至昏厥。发病原因常与精神因素、内分泌及生殖器局部病变有关。中医认为本病多因情志郁结，或经期受寒饮冷，以致经血滞于胞宫；或体质素弱、胞脉失养引起疼痛。

典型症状

①气滞血瘀：经前或经期小腹胀痛，按之有硬块，月经量少、经行不畅、颜色暗紫有血块，常伴有心烦易怒、胸胁胀痛，舌质紫暗，有瘀点。

②寒凝胞宫：经前或经期小腹冷痛，喜暖喜按，痛势较轻，月经量少、颜色淡，患者常伴神疲乏力、畏寒肢冷、食少便稀，舌淡、苔薄白。

③气血虚弱：经期或经后小腹隐痛，或小腹及阴部有空坠感，喜揉按，月经量少质稀，颜色淡，神疲乏力，舌质淡，脉细弱。

④肝肾阴虚：经期下腹疼痛，经量少色淡，腰骶酸痛，舌质红、脉沉细。

调理原则

气滞血瘀型患者应选择行气活血的药材和食物，如益母草、香附、当归、川芎、桃仁、红花、山楂等。 1

寒凝胞宫型患者应选择散寒除湿、温经通脉功效的药材和食物，如干姜、艾叶、桂枝、羊肉等。 2

气血虚弱型患者宜补气养血，可选择熟地、当归、何首乌、猪蹄、牛肉、乌鸡、猪肝、红枣、桂圆肉等。 3

肝肾阴虚型患者宜滋阴、补肝肾，可选择枸杞、何首乌、墨旱莲、桑葚、葡萄、黑木耳、干贝、甲鱼等。 4

益母草：益母草是活血调经的妇科良药，可活血祛瘀、调经、利水，对痛经、月经不调、瘀血腹痛及瘀血所致的崩漏、尿血、便血、痈肿疮疡均有很好的疗效。

 陈　皮：可行气止痛、理气健脾、燥湿化痰，对气滞血瘀所引起的痛经、月经不调有一定的疗效。

田　七：田七又名为三七，具有散瘀、止痛、消肿、止血的功效，可用于治疗瘀血腹痛、月经不调等症状，还可治疗产后血晕、恶露不下、跌扑瘀血、痈肿疼痛等病症。

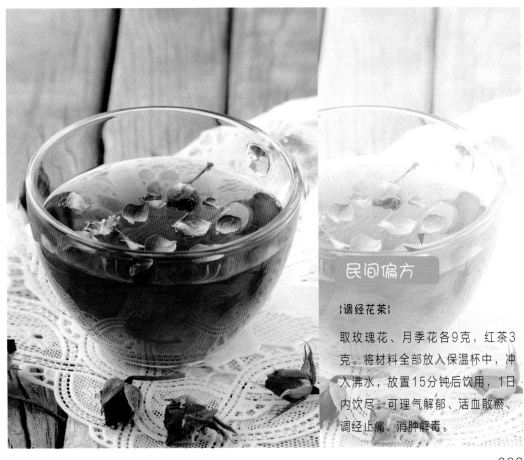

民间偏方

¦调经花茶¦

取玫瑰花、月季花各9克，红茶3克。将材料全部放入保温杯中，冲入沸水，放置15分钟后饮用，1日内饮尽。可理气解郁、活血散瘀、调经止痛、消肿解毒。

止痛妙招一：按摩法

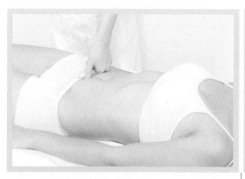

①用拇指指腹以顺时针方向分别按揉气海穴、关元穴各2分钟。

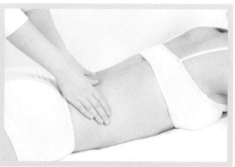

②用拇指在肾俞穴上用力向下按压2分钟，使患部有一定压迫感后，再慢慢放松。

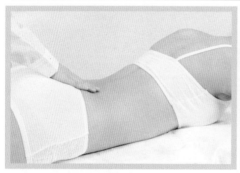

③用手掌在骶部八髎穴处快速来回摩擦，以透热为度，摩擦2分钟。

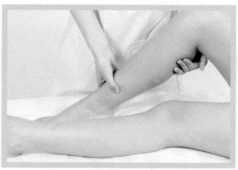

④用拇指按压三阴交穴3分钟，力度适中，有酸胀感为宜。

注意事项

月经期间有痛经者，可以在没有来月经之前进行按摩，月经期间不宜按摩。对体质虚弱者，甚至连轻微按摩手法都无法承受的患者，应该慎用或者是禁用按摩。

止痛妙招二：足部反射区按摩法

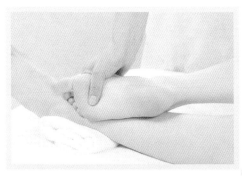

①用拇指按揉涌泉穴、然谷穴和公孙穴，各5分钟，以局部有热感为宜。

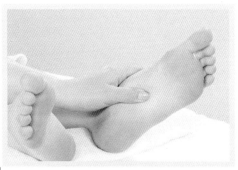

②用拇指按揉肾反射区和膀胱反射区各5分钟，有酸胀感为度。

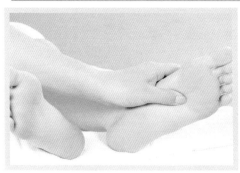

③用拇指推揉输尿管反射区5分钟，力度由轻渐重。

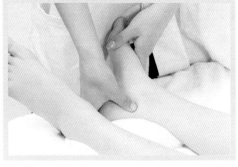

④用拇指按揉腹腔神经丛反射区和子宫反射区各3分钟。

注意事项

醉酒后、饥饿、极度疲劳、精神紧张或情绪不稳定的人，不宜进行足部按摩；身体虚弱者，不宜按摩足部；重度高血压患者应避免做足部按摩，以免因疼痛而使血压急剧升高。

认识闭经

闭经是指妇女应有月经而超过一定时限仍未来潮者。正常女子一般14岁月经来潮，凡超过18岁尚未来潮者，为原发性闭经。月经周期建立后，又停经6个月以上者，为继发性闭经。多为内分泌系统的月经调节机能失常、子宫因素以及全身性疾病所致。

典型症状

①肾气亏虚：年逾16岁尚未行经或初潮偏迟，或由经期延后、经量减少至月经停闭，体弱，发育欠佳，舌淡、苔白，脉沉细。

②阴虚血燥：经期延后，量少、色红、质稠，渐至经闭不行，烦热，盗汗甚或骨蒸劳热，干咳，舌红、苔少，脉细数。

③气血虚弱：经期延后，量少、色淡、质薄，渐至经闭不行，神倦体乏，头晕目眩，心悸气短，面色萎黄，舌淡、苔薄，脉细弱或沉缓。

④气滞血瘀：经闭不行，情志抑郁，乳房胀痛，小腹胀痛拒按，脉涩有力。

调理原则

体质虚弱者宜加强营养，多食高糖、高蛋白、高维生素的食物，如鸡蛋、胡萝卜。 1

注意补血，常食有补血作用的食物，如蛋类、乳类、豆类、瘦肉类、绿叶蔬菜及水果。 2

忌暴饮暴食。暴饮暴食会损伤脾胃的功能，使气机不利、血运不行，冲任血少而导致闭经。 3

忌肥甘厚味，过多食用含有较高胆固醇、脂肪食物，容易造成体内营养过剩、脂肪堆积，月经不畅。 4

牛 膝：牛膝生用有散瘀血、消痈肿的功效，可引血下行。主治淋病、尿血、闭经、症瘕、难产、产后瘀血腹痛、喉痹、痈肿、跌打损伤等症。

 党 参：党参具有补中益气、健脾益肺的功效，可用于治疗气血不足、血虚闭经、脾肺虚弱、疲倦乏力、心悸气短、食少便溏、虚喘咳嗽、内热消渴等常见病症。

木 瓜：富含多种维生素，可疏肝健脾，能改善经期紧张、焦虑等症状，对因情志因素引起的闭经有一定的食疗作用。

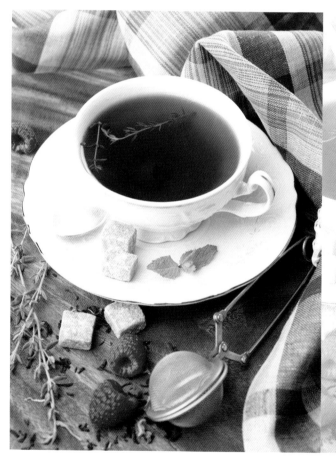

民间偏方

|桑葚红花活经茶|

取桑葚30克，鸡血藤10克，红花2克。将红花、鸡血藤放于锅中，加入600毫升清水煮沸后，中火煎煮成300毫升的量，再加入洗净的桑葚调和，即可饮用。可治闭经。

调经妙招一：足浴法

益母草

红花

|配 方| 益母草30克，红花10克。

|做 法| 锅中放适量清水，将材料放入锅中慢火煎煮30分钟，过滤药渣，取汁备用。

|使用方法|

将滤净的药汁倒入足浴盆中，加入热水，进行足浴，每天1次，每次30分钟。

|功 效|

活血通经、祛瘀止痛。主治闭经，症瘕，难产，死胎，产后恶露不行、瘀血作痛，痈肿，跌仆损伤。

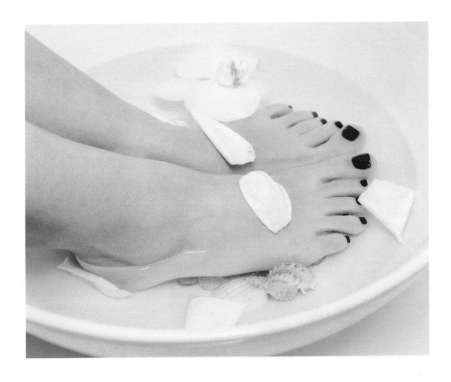

调经妙招二：按摩法

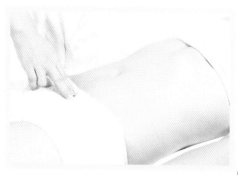

①用食指、中指指腹在关元穴上用力向下按压，一按一松为1次，共60次。

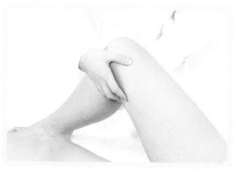

②用拇指指腹按揉血海穴5分钟，以局部潮红、发热为度。

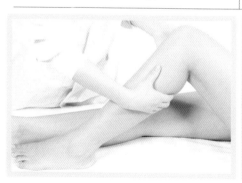

③用拇指指腹揉按足三里穴5分钟，以穴位处皮肤潮红、发热为度。

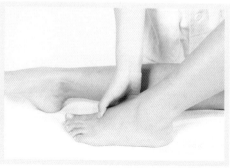

④用拇指分别按压太冲穴和大敦穴各5分钟，力度适中。

注意事项

中医认为，闭经分为虚实两类。虚者冲任不盈，血海空虚，无血可下；实者多气滞血瘀，寒凝血瘀，经血不通，导致闭经。按摩相关的穴位，如关元、血海穴，可以理气活血、补肾通经。注意虚者宜补，实者宜泻。

白带异常

认识白带异常

正常女子阴道会分泌出少量白色或无色透明无臭的黏性液体，即生理性白带，排卵期和妊娠期分泌量或有增加。当分泌物量、色、质、味发生异常，或伴全身或局部不适症状时，即称为"带下病"。西医称白带异常，与生殖系统炎症、肿瘤或身体虚弱等因素有关。中医学认为本病多因湿热下注，或下阴直接感染湿毒虫邪，或气血阴阳亏虚，致带脉失约，带浊下注胞中，流溢于阴窍而成。

典型症状

①脾肾阳虚：带下量多，色白或淡黄，质稀薄，无臭气，绵绵不断，神疲倦怠，怕冷，小便频数，纳少便溏，面色白，舌质淡，苔白腻，脉沉细弱。

②湿热下注：带下量多，色黄绿或红白，黏稠，有臭气，或伴阴部瘙痒，胸闷心烦，口苦咽干，小腹或少腹作痛，小便短赤，舌红，苔黄腻，脉滑数。

③阴虚挟湿：带下量不甚多，色黄或赤白相兼，质稠或有臭气，腰膝酸软。

调理原则

阴道、子宫感染，常出现白带异常症状，应积极治疗病因、消除炎症。

 1

女性一定要注重个人卫生，出现下体不适时尽量避免性生活，必要时及时就诊，以防病情加重。

 2

白带异常可因食入辛辣刺激食品、穿衣不透气、下体闷热导致，女性需忌口和尽量穿着舒适吸汗的棉质内裤。

 3

带下者，体内湿气重，故平时可多食用玫瑰花、陈皮、茯苓、白术、土茯苓、薏米等。

 4

薏 米：清热利湿。主治水肿，脚气，小便淋沥，泄泻带下，风湿痹痛，筋脉拘挛，肺痈，肠痈，扁平疣等症。

莲 子：味甘、涩，性平，归脾、肾、心经，有养心安神的作用，用于脾虚泄泻，带下，遗精，心悸失眠。

芡 实：味甘、涩，性平，归脾、肾经，用于遗精滑精，遗尿，尿频，脾虚久泻，白浊，带下。

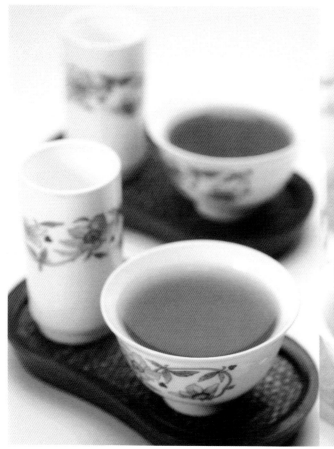

民间偏方

木槿花饮

取木槿花干品10克，加水500毫升浸泡半小时后，先用旺火煮沸，再改文火煎至200毫升温服，每日1次，连服5~7天。

止带妙招一：按摩法

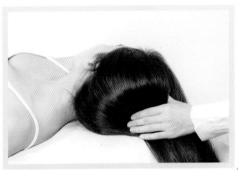

①用拇指指腹轻揉百会穴，感到酸胀时，由轻到重以顺时针方向匀速按揉半分钟。

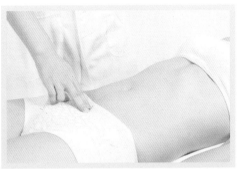

②用食指、中指指腹依次点按气海穴、关元穴、中极穴，各点按2分钟。

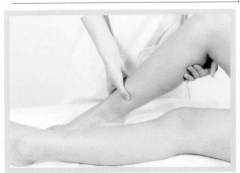

③用拇指分别按揉三阴交穴、阴陵泉穴和天枢穴各1分钟，以皮肤微微发红、发热为度。

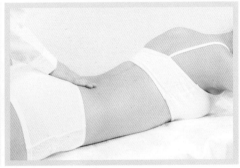

④用手掌在骶部八髎穴用力来回摩擦，透热为度，摩擦2分钟。

注意事项

脑部有脑栓塞和处于急性发作期的脑出血患者，以及各种恶性肿瘤患者都禁止按摩头部。按摩时要注意保持柔和均衡的速度，太快会显得生硬粗暴，甚至还会产生不良反应。

止带妙招二：艾灸法

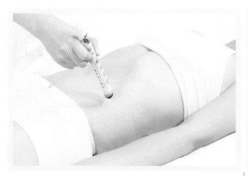

①点燃艾条，用艾条温和灸两侧带脉穴及周围皮肤各10～15分钟。

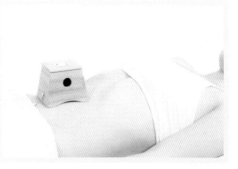

②用内燃艾条的艾灸盒温和灸治神阙穴、关元穴、气海穴、中极穴10～15分钟。

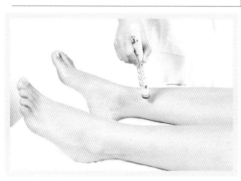

③用艾条分别温和灸治两侧足三里穴、三阴交穴，每个穴位灸治10～15分钟。

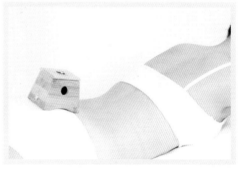

④点燃艾条置于艾盒中，用艾灸盒温和灸治两侧次髎穴10～15分钟。

注意事项

在施灸时要聚精会神，以免烧伤或烫伤受术者的皮肤或损坏受术者的衣物。施灸的时间长短应该是循序渐进的，施灸的穴位也应该由少至多，热度也是逐渐增加的。

崩漏

认识崩漏

崩漏相当于西医的功能性子宫出血，是指妇女非周期性子宫出血，其发病急骤，暴下如注，大量出血者为"崩"；病势缓，出血量少，淋漓不绝者为"漏"。崩与漏虽出血情况不同，但在发病过程中两者常互相转化，如崩血量渐少，可能转化为漏，漏势发展又可能变为崩，故临床多以"崩漏"并称。

典型症状

①血热证：经血非时而下，量多如崩，或淋漓不断，血色鲜红，质稠，头晕耳鸣，腰酸膝软，心烦少寐，渴喜冷饮，手足心热，颧赤唇红，舌红，脉数。

②气血亏虚：经血非时而下，量多如崩，或淋漓不断，色淡质稀，神疲体倦，气短懒言，不思饮食，四肢不温，腰背冷痛。

③气滞血瘀：经血非时而下，量多或少，淋漓不净，血色紫暗有块，小腹疼痛拒按，舌紫暗或有瘀点，脉涩或弦涩有力。

调理原则

女性要注意身体保健，重视经期卫生，尽量避免或减少宫腔手术，及早治疗月经过多、经期延长、月经先期等出血倾向的月经病。

 1

生活上应注意劳逸结合，不参加重体力劳动和剧烈运动，增强营养，多吃含蛋白质丰富的食物以及蔬菜和水果，如豆类、肉类。

 2

睡眠要充足，做到早睡早起，多呼吸早晨的新鲜空气，保持心情舒畅，劳逸结合，不要在思想上产生不必要的压力，这对崩漏的防治很有效。

 3

治疗崩漏妙招：按摩法

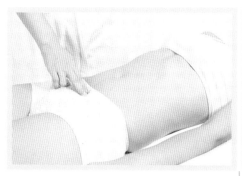

①将食指、中指指腹按压在气海穴、关元穴上，以顺时针方向揉按3分钟。

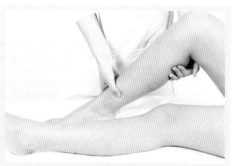

②用拇指指腹用力揉按阳陵泉穴、三阴交穴3~5分钟。

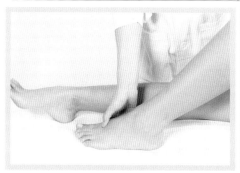

③用拇指指腹垂直推按太冲穴2~3分钟，有刺痛感为宜。

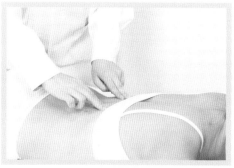

④用食指、中指指腹揉按腰背部膈俞穴、脾俞穴、胃俞穴和次髎穴各3分钟。

注意事项

开始按摩穴位的时候，注意用力要轻，然后再逐步加大力量。按摩不同的身体部位的时候，要使用不同的力度，如腰部、臀部、腿部力度可较大；胸前、腹部力度适中；头部的穴位要略微轻柔，但也不能太轻；肾部不能拍打或击打。

乳腺增生

认识乳腺增生

乳腺增生是女性最常见的乳房疾病，其发病率占乳腺疾病的首位。乳腺增生症是正常乳腺小叶生理性增生与复旧不全，乳腺正常结构出现紊乱，属于病理性增生，它是既非炎症又非肿瘤的一类病。临床表现为乳房疼痛、乳房肿块及乳房溢液等。本病多认为由内分泌失调、精神不佳、环境不良、服用激素保健品等所致。

典型症状

①肝郁痰凝型：乳腺肿块随喜怒消长，有疼痛，胸胁满闷，烦躁易怒，失眠多梦，烦热口干，纳呆食少，舌胖、苔白或腻，脉弦。

②冲任失调型：乳腺有肿块，经前胀硬，经后变软，月经失调、量少、色淡，神倦体乏，腰腿酸软，舌红、苔白而少，脉细。

调理原则

肝郁痰凝型患者应选择疏肝理气、化痰消咳的药材和食材，如橘皮、柴胡、佛手、郁金、荔枝核、茯苓等。 1

冲任失调型患者应选择调理冲任、活血化瘀的药材和食材，如元胡、川芎、香附、当归、益母草、丹参等。 2

多进食富含纤维素的食物，如谷类、豆类的皮，以及各种蔬菜等。  3

宜多食含碘的食物，如海藻、海带、干贝、海参等。纠正内分泌失调，消除乳腺增生的隐患。 4

特效本草

青 皮：理气散结、行气止痛，对乳房有结节、胸胁刺痛、经前乳房胀痛明显的乳腺增生患者有很好的治疗效果。

薤 白：具有通阳散结、行气止痛的功效，对胸胁刺痛、心痛彻背、小腹冷痛、乳房胀痛等症均有疗效，是治疗胸痹心痛的常用药。

延胡索：活血、散瘀、理气、止痛。主治心腹腰膝诸痛，如月经不调，症瘕，崩中，产后血晕，恶露不尽，跌打损伤。

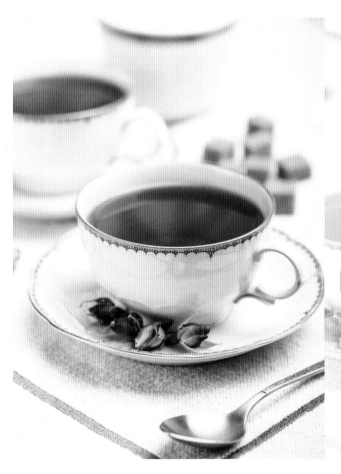

民间偏方

|玫瑰蚕豆花茶|

取玫瑰花6克，蚕豆花10克。将材料放入茶杯中，加开水冲泡，盖上茶杯盖，闷10分钟即成，代茶饮。可理气解郁、活血散瘀，凉血止血，对乳腺增生有防治作用。

治疗乳腺增生妙招：刮痧法

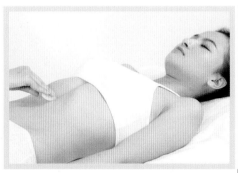

①用刮痧板侧边自上而下轻刮中脘穴1~3分钟，可不出痧。

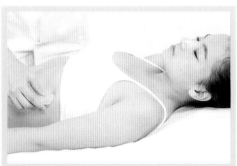

②用刮痧板角部从内往外刮拭期门穴1~3分钟，可不出痧。

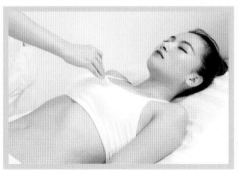

③用刮痧板角部刮膻中穴及乳房周围皮肤，稍出痧即可。

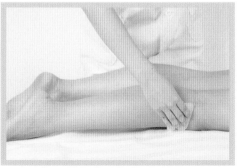

④用刮痧板侧边刮拭阳陵泉穴30次，力度略重，以出痧为度。

注意事项

刮痧时皮肤汗孔处于开放状态，如遇风寒之邪，邪气会直接进入体内，不但影响刮痧的疗效，还会引发新的疾病，一般刮痧半小时后才能到室外活动。刮痧后汗孔都是张开的，所以要等汗孔闭合后再洗澡，避免风寒之邪侵入体内。

宫颈炎

认识宫颈炎

宫颈炎是一种常见的妇科疾病，多发生于育龄妇女。常见的临床表现为白带增多，呈黏稠的黏液或脓性黏液，有时可伴有血丝或夹有血丝。引起宫颈炎的主要原因有性生活过频或习惯性流产，分娩及人工流产术等。宫颈炎有多种表现，如宫颈糜烂、宫颈肥大、宫颈息肉、宫颈腺体囊肿、宫颈内膜炎等，其中以宫颈糜烂最为多见。

典型症状

①脾虚型：带下白或淡黄、质稠、无臭、淋漓不止，神倦体乏，面色萎黄或苍白，肢冷，纳少便溏，双足水肿，舌淡、苔白或腻，脉缓弱。

②肾虚型：带下量多、质稀无臭，腰酸如折，小腹冷痛，尿多，舌淡、苔白，脉沉；或阴部灼热，面部烘热，五心烦热，舌红、苔少，脉细数。

③湿热下注型：带下量多、色黄、质黏有臭，胸闷，口腻，纳差，小腹作痛，阴痒，小便黄少，舌红、苔黄腻，脉滑数。

调养原则

饮食应注意营养，多食富含维生素、纤维素的食物，可增强身体免疫力，减少感染机会。保持饮食清淡。 1

多进食一些具有消炎抗菌作用的食物，如大蒜、马齿苋、油菜、芥菜、苦瓜等。 2

忌甜食与油腻食物，这些食物会增加白带的分泌，影响治疗效果。  3

忌辛辣刺激性食物，忌海鲜等发物以及羊肉、狗肉等燥热性食物，这些食物都会加重宫颈红肿、糜烂等炎症反应。 4

黄柏： 黄柏具有泻火燥湿、解毒杀虫的功效，可与苦参、白芨、丹参等配伍，对宫颈炎、阴道炎均有很好的疗效，内服以及冲洗阴道和宫颈均有较好的效果。

败酱草： 败酱草可清热、利湿、解毒。治疗宫颈炎、阴道炎、阑尾炎、痢疾、尿路感染、盆腔炎、附件炎、痈肿疔疮等各种炎症。

马齿苋： 马齿苋具有清热解毒、燥湿止痒、消肿止痛的功效，对湿热下注引起的阴道炎、宫颈炎、白带异常等症均有很好的疗效。

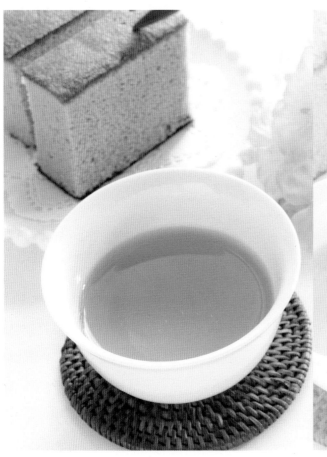

民间偏方

|龙葵黄柏汤|

取盐砂仁3克，知母、苍术、黄柏各9克，土茯苓、白鸡冠花、椿根皮各15克，柳根、鲜小花龙葵各30克，水煎服，每日1剂，分2次饮服，3日为1疗程，服3~4疗程即可。

消炎妙招：艾灸法

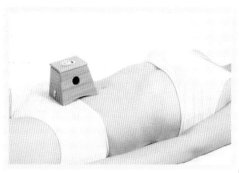

①用内置艾条的艾灸盒灸治关元穴10～15分钟，至局部皮肤潮红为度。

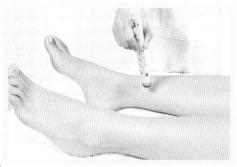

②用艾条回旋灸法灸治三阴交穴10～15分钟，以局部皮肤出现明显的循经感传为佳。

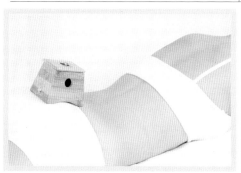

③用内置艾条的艾灸盒灸治八髎穴10～15分钟，至局部皮肤潮红为度。

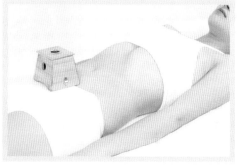

④用内置艾条的艾灸盒灸治子宫穴10～15分钟，有温热感为宜。

注意事项

受术者在艾灸前最好喝一杯温水，水的温度应宜略高于体温为宜，在每次灸治结束后还要再补充一杯60摄氏度左右（水稍稍有点烫嘴）的热水，可以促进新陈代谢，帮助排毒。

101

盆腔炎

认识盆腔炎

盆腔炎，是指女性内生殖器官及其周围结缔组织、盆腔腹膜发生的炎症，可分为急性盆腔炎和慢性盆腔炎。急性盆腔炎指的是女性盆腔生殖器官及其周围结缔组织和腹膜的急性炎症，此病发病急，病情重，病势进展迅速；慢性盆腔炎指的是女性盆腔生殖器官及其周围结缔组织、盆腔腹膜发生慢性炎症性病变，此病起病缓慢，病情顽固难愈。中医认为多因邪毒入侵，气血两伤所致。

典型症状

①湿热瘀结型：下腹疼痛拒按，胀满，寒热反复，经量多，经期延长，淋漓不已，便溏或燥结，尿短赤，舌红有瘀点、苔黄厚，脉弦滑。

②气滞血瘀型：小腹胀痛，经行腰腹疼痛加剧，经量多、有块，血块排出痛减，带下量多，经前抑郁，乳房胀痛，舌紫有瘀斑，苔薄，脉弦涩。

③寒湿凝滞型：小腹冷痛，或坠胀疼痛，神倦，腰骶冷痛，经行腹痛加重，喜热恶寒，经行延后，经量少、色黯，带下淋漓，舌黯、苔白腻，脉沉迟。

调养原则

盆腔炎患者要注意饮食调护，发热期间宜食清淡、易消化的食物。

 1

高热伤津的患者可食用有清热作用的寒凉性食物，但不可冰镇。

 2

带下黄赤、质稠量多、有臭味者属湿热证，应忌食辛辣刺激性、煎烤食物。

 3

小腹冷痛的患者属寒凝气滞型，可食用姜汤、红糖水、桂圆等温热性食物。

 4

虎杖： 虎杖微苦微寒，可清热解毒、利胆退黄、祛风利湿、散瘀定痛。用于经闭、产后瘀血不下、癥瘕、盆腔炎等妇科疾病的治疗。

 蒲公英： 蒲公英性甘微苦，可清热解毒、消肿散结，对上呼吸道感染、盆腔炎、乳腺炎、乳痈肿痛、泌尿系感染等症有治疗作用。

败酱草： 败酱草可清热、利湿、解毒。治疗宫颈炎、阴道炎、阑尾炎、痢疾、尿路感染、盆腔炎、附件炎、痈肿疔疮等各种炎症。

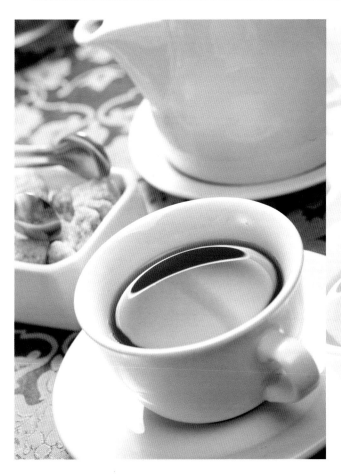

民间偏方

川芎当归饮：

川芎5克，当归、延胡索、川楝子各10克，地丁草、蚤休、虎杖各15克，水煎服，每日1剂，可疏肝理气、活血化瘀、清利湿热。

消炎妙招一：中药熏蒸

配 方 丹参10克，赤芍15克，透骨草20克，鱼腥草30克，蒲公英10克，益母草25克，当归15克，桃仁10克。

步 骤 ①用5000毫升的水，浸泡药材20分钟。

②然后熬药30分钟，药渣去除，留药汁备用。

③患者把熏蒸带展开，将药汁倒入箱体内设的药罐。预热后，坐到熏蒸带里。熏蒸15～30分钟。

注意事项 ①饥饿、过度疲劳、饮食之后不宜进行熏蒸。

②体质虚弱，有感染性疾病的患者不宜进行熏蒸。

③经期不宜进行熏蒸。

丹参

赤芍

消炎妙招二：中药包热敷

配 方 五灵脂30克，当归30克，桃仁30克，红花30克，川芎20克，丹皮20克，乌药20克，枳壳20克，延胡索10克，香附10克，赤芍20克。

步 骤 ①将中药磨粉，入锅干炒。炒热后，加入250克醋再炒，炒至醋完全吸入药中。

②把炒好的药放入布袋中。

③每次使用前将药袋上笼蒸15分钟，或用微波炉加热15分钟即可。

④用干毛巾包裹药包，使其不烫皮肤。将药包先后放在腹部的各个部位热敷。

注意事项 一般每天热敷40分钟。药袋可反复使用10天。

五灵脂

丹皮

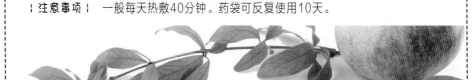

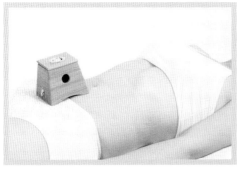

①用内置艾条的艾灸盒灸治关元穴5~10分钟，有温热感为宜。

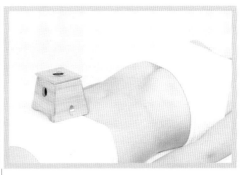

②用内置艾条的艾灸盒灸治子宫穴5~10分钟，局部温热舒适为宜。

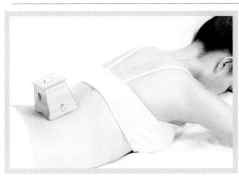

③用内置艾条的艾灸盒灸治肾俞穴5~10分钟，以出现明显的循经感传现象为佳。

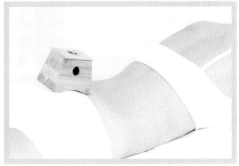

④用内置艾条的艾灸盒灸治八髎穴5~10分钟，有温热感为宜。

注意事项

施灸的过程如果出现发热、口渴、红疹、皮肤瘙痒等异常症状时，不要惊慌，继续采用艾灸疗法灸治下去，这些症状通常就会消失。

认识阴道炎

阴道炎是阴道黏膜及黏膜下结缔组织的炎症。由于解剖学及生物学特点，正常健康妇女的阴道对病原体的侵入有自然防御功能，当防御功能受到破坏时，病原体则易于侵入而致阴道炎。引起阴道炎的病原体很多，包括细菌、病毒、原虫、念珠菌、衣原体等，临床上将阴道炎分为细菌性阴道炎、滴虫性阴道炎、霉菌性阴道炎、老年性阴道炎四种。中医认为，脏腑受损、肝肾失常和湿热虫毒是导致阴道炎的主因，临床以肝经郁热和肝肾阴虚多见。

典型症状

①肝经郁热型：阴部瘙痒难忍，带下量多，色黄如脓，味腥臭，烦躁易怒，胸胁胀痛，口腻口苦，食欲不振，尿黄，舌红胖、苔黄腻，脉弦数。
②肝肾阴虚型：阴部瘙痒难忍，干涩灼热，阴部肤色浅白粗糙，晕眩，五心烦热，烘热汗出，腰腿酸软，口干不思饮，舌红、苔少，脉细数无力。

调理原则

肝经郁热型患者应选择清热解毒的药材和食物，如金银花、马齿苋、苋菜、鱼腥草、绿豆、田螺、泥鳅等。

 1

肝肾阴虚型患者应选择滋阴补肾的药材和食材，如生地、玄参、枸杞、黄花菜、金针菇、香菇、黑木耳等。

 2

注意饮食均衡，多吃富含维生素、无机盐、粗纤维的食物，可以增强身体免疫能力，减少感染机会。

 3

治疗期间保持饮食清淡，多饮水，多食蔬菜，可以进食具有一定抗菌作用的食物。

 4

黄花菜： 养血平肝、利尿消肿、清热解毒。主治头晕，耳鸣，心悸，腰痛，吐血，衄血，大肠下血，水肿，淋病，咽痛，乳痈。

苦 参： 清热燥湿、抑菌杀虫、消肿止痒，对湿热下注引起的外阴瘙痒、阴道炎以及湿疹等皮肤病均有很好的疗效。

土茯苓： 解毒除湿，可治疗梅毒及汞中毒所致的肢体拘挛，筋骨疼痛；湿热淋浊，带下，痈肿，瘰疬，疥癣。

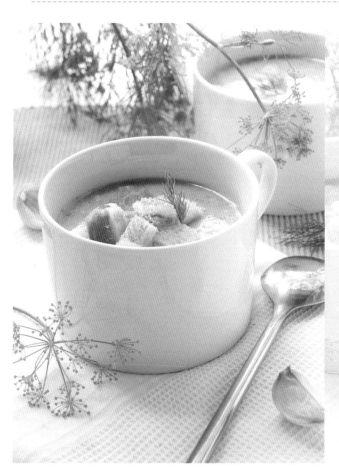

民间偏方

鱼腥草银花瘦肉汤

鱼腥草30克，金银花15克，白茅根25克，连翘12克，猪瘦肉100克。将所有材料放入锅内加水煎煮30分钟，去渣留汁，瘦肉放入药汤里煮熟即成。常食用可消炎。

消炎妙招一：足浴法

黄柏

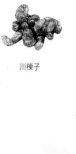

川楝子

|配 方| 黄柏40克，苦参40克，川楝子40克。

|做 法| 将所有中药材一并放入锅中煎煮，取汁备用。

|使用方法|

在足浴盆中加入热水，再把备用的药汁放入盆中，每日1次，每次40分钟。

|功 效|

利湿止痒。主治湿热泻痢，黄疸尿赤，带下阴痒，热淋涩痛，骨蒸劳热，盗汗，遗精，疮疡肿毒，湿疹湿疮。

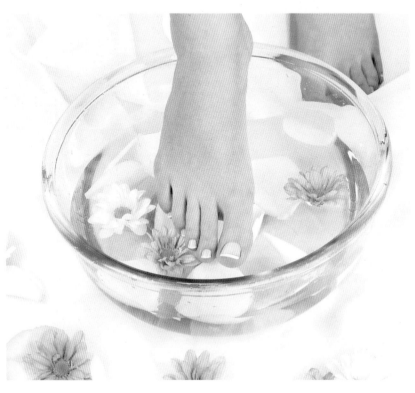

消炎妙招二：艾灸法

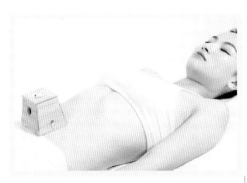

①用内置艾条的艾灸盒灸治气海穴10~15分钟，至局部皮肤潮红为度。

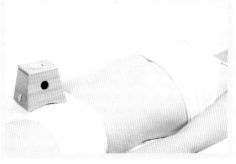

②用内置艾条的艾灸盒灸治中极穴10~15分钟，至局部皮肤潮红为度。

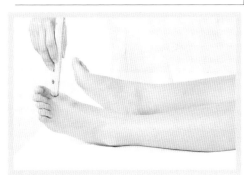

③用艾条回旋灸法灸治行间穴10~15分钟，以穴位上皮肤潮红为度。

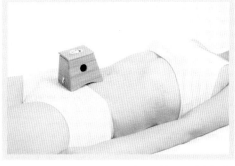

④用内置艾条的艾灸盒灸治关元穴10~15分钟，有温热感为宜。

注意事项

受术者在采用艾灸疗法治疗疾病的过程中，尽量不要食生冷的食物（如喝冷水、吃凉饭等），否则会不利于疾病的治疗。

Part 5

辣妈养成，
孕产烦恼轻松治

孕产对于女性来说，是一场身心的革命。
上天赐予的一个美妙的天使进驻自己的身体，
十月怀胎，静待出世。
在经历怀孕和生产后，妈妈们的身体或多或少地
会出现一些状况，如妊娠呕吐、产后腹痛、子宫
脱垂等，而这些问题总是让妈妈们烦心不已。
本章将教你轻松去除孕产烦恼，
在快乐中享受健康生活。

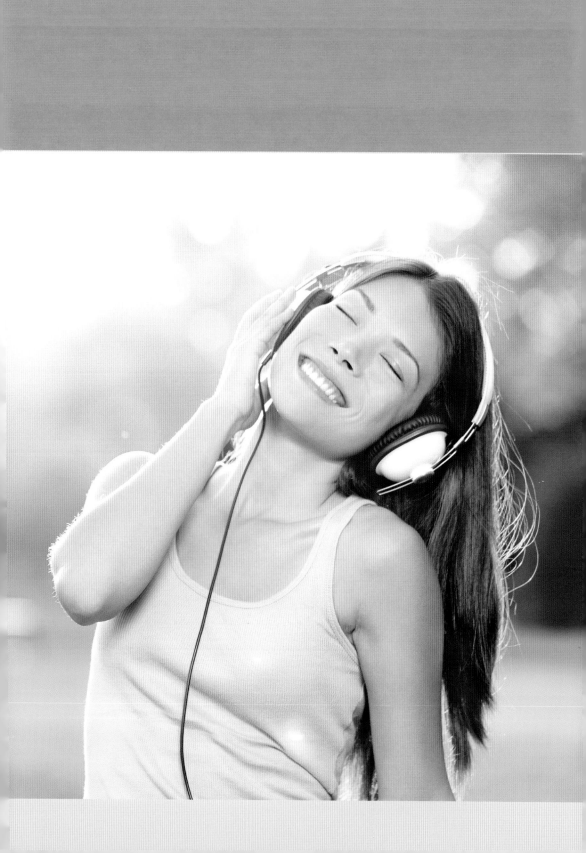

妊娠呕吐

认识妊娠呕吐

妊娠早期出现恶心呕吐，头晕倦怠，甚或食入即吐者，为妊娠呕吐，又称恶阻，是妊娠期多发病。若仅出现恶心择食，头晕，或晨间时有呕吐，乃早孕反应，属正常情况，一般3个月后可自行消失；若症状持续加重，严重者可出现全身乏力、精神萎靡、消瘦，甚至可见血压下降、体温升高、黄疸、嗜睡或昏迷等症状，则是妊娠剧吐。中医认为，妊娠呕吐多由冲气上逆、胃失和降所致，临床以肝胃不和、脾胃虚弱为多见。

典型症状

①肝胃不和型：妊娠早期恶心，吐酸水或苦水，头晕，胸满胁痛，嗳气叹息，口干口苦，烦渴，恶闻油腻，舌淡、苔微黄，脉细滑。

②脾胃虚弱型：妊娠早期呕吐，食欲不振，头晕体乏，口淡、呕吐清涎，脘痞腹胀，舌淡、苔白，脉细滑无力。

③气阴两虚型：妊娠早期恶心呕吐，舌色淡、少苔或无苔，脉象细沉。

调理原则

脾胃虚弱型患者应多选择具有健脾胃、止呕吐的药材和食物，如砂仁、肉豆蔻、生姜、白扁豆等。 1

肝胃不和型患者应多食具有疏肝理气、和胃止呕的药材和食物，如陈皮、柴胡、木瓜、橙汁、话梅等。 2

气阴两虚型患者应食用具有滋阴益气的药材和食物，如党参、太子参、黄精、枸杞、玉竹、乌梅、鸭肉。  3

忌食肥甘厚味以及辛辣刺激性食物，如肥肉、辣椒、胡椒等。忌食生硬、难消化的食物，如糯米饭。  4

止吐妙招：按摩法

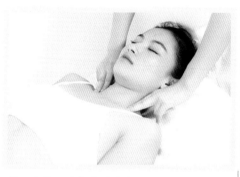

①用食指、中指指腹在缺盆穴上用力向下按压5分钟。

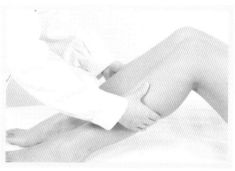

②用拇指指尖点在足三里穴上用力向下按揉1~3分钟，有酸胀感为宜。

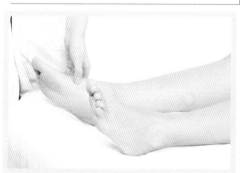

③用拇指指腹在公孙穴上用力压按2分钟，有刺痛感为宜。

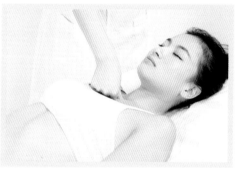

④用拇指指腹分别按揉中脘穴和天突穴各2分钟，力度适中。

注意事项

开始按摩穴位的时候，注意用力要轻，然后再逐步加大力量。按摩不同的身体部位的时候，要使用不同的力度，如腰部、臀部、腿部力度可较大；胸前、腹部力度适中。妊娠期女性按摩应在医师指导下操作。

子宫脱垂

认识子宫脱垂

子宫脱垂，是指子宫从正常位置沿阴道下降，子宫颈外口达坐骨棘水平以下，甚或子宫完全脱出阴道口外者。子宫脱垂主要是由分娩损伤造成的，如分娩时软产道过度伸展撕裂，没有及时修补，或是子宫口没有开全时过早用力，及难产处理不当等，都可造成支撑子宫的盆底组织松弛或撕裂。此外，产后过早劳动或患有慢性咳嗽、习惯性便秘，以及长期从事蹲、站等工作，均会造成腹腔内压力增加，使子宫下移而造成脱垂。中医认为，中气不足或肾气亏虚、冲任不固，不能升拖子宫而致子宫下垂，据此分为气虚型和肾虚型。

典型症状

①气虚型：子宫下移或脱出阴道口外，阴道壁松弛胀出，过劳加重，小腹下坠，体乏，懒言，尿频，带下量多，色淡、质稀，舌淡、苔薄，脉缓弱。
②肾虚型：子宫下脱，久而不愈，腰腿酸软、冷痛，小腹下坠，尿频，夜尿，带下稀，舌淡，脉沉弱。

调理原则

多食高蛋白食物，如瘦肉类、鱼类、豆制品等。蛋白质能加强肌肉的弹性。 1

多食具有补气、补肾作用的食物，补气的有人参、党参、黄芪等；补肾的食物有：熟地、首乌、杜仲等。  2

忌食会引起下坠的寒性水产品。蚌肉、田螺、田鸡等水产品性寒，食用后会伤脾胃，或造成子宫虚冷下滑。  3

忌食燥热性食物，如羊肉、狗肉、红参等；忌辛辣刺激性食物，如辣椒、葱、蒜、酒等。 4

防治脱垂妙招：按摩法

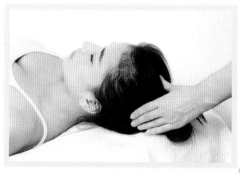

①用拇指按揉头部的百会穴，力度由轻至重，再由重至轻，按揉100次。

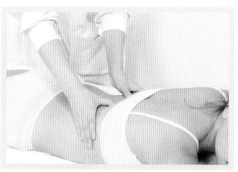

②将拇指点按在脾俞穴上，以顺时针方向按揉1分钟，力度由轻至重，再由重至轻。

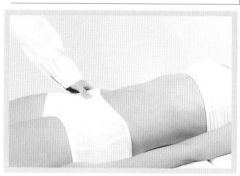

③用拇指在提托穴上用力向下按压3分钟，操作时按压的力量要由轻至重。

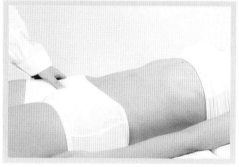

④用拇指分别按揉中极穴和子宫穴，力度适中，3分钟即可。

注意事项

取穴要准确，按摩手法的次数要由少到多，按摩力量由轻逐渐加重，按摩穴位可逐渐增加。子宫脱垂按摩以补法为主，注意避开月经期按摩。

认识不孕症

生育年龄的女性，婚后同居两年以上，有正常的性生活又未采取避孕措施而不孕者，称为原发性不孕。曾经生育或流产后又未采取避孕措施两年未再受孕，为继发性不孕。对于不孕年限的规定，我国为两年，1995年世界卫生组织将不孕期缩短为一年，目的是早诊断、早治疗。也有学者认为婚后有过妊娠，如流产、早产、死产，但未能获得活婴者，也属于不孕。中医称原发性不孕症为"全不产"，称继发性不孕为"断绪"。多因肾虚、肝气郁结、痰湿内阻、瘀滞胞宫等原因引起不孕。

典型症状

①肾虚型：月经后推，甚至闭经，色淡，性欲淡漠，小腹冷，带下量多而稀，子宫发育不良，腰腿酸软，面部黯斑，舌黯、苔白，脉沉细、尺脉弱。
②肝气郁结型：婚久不孕，月经时前时后，经量时多时少，经来腹痛，经前烦躁，乳房胀痛，情志抑郁，善叹息，舌暗红或有瘀斑，脉弦细。

调理原则

肾阳虚型患者应选择冬虫夏草、菟丝子、肉桂、茴香、杜仲、鹿茸、桑寄生、海参、乳鸽、韭菜、核桃、板栗、榴莲等补肾助阳的药材和食物。

1

肾阴虚型患者应选择龟板、女贞子、熟地、鳝鱼、鲍鱼、海参、银耳、黄精、桑葚、葡萄、樱桃、黑木耳等滋阴补肾的药材和食物。

2

平时一定要有良好的生活习惯，不熬夜，早睡早起，多进行户外活动，呼吸新鲜空气，保持心情愉悦，多运动，排解生活中的各种压力。

3

熟 地：熟地具有补肝益肾、滋补阴血、益精填髓的功效，用于肝肾亏虚引起的不孕症，症见腰膝酸软、潮热盗汗、血虚萎黄、心悸怔忡、月经不调等。

海 参：海参具有补肾益精、养血润燥、止血的功效，对精血亏损、肾虚所致的不孕患者有很好的食疗作用，可改善患者虚弱劳怯、性欲冷淡、月经不调等症。

龟 板：龟板是指乌龟的腹甲及背甲，具有滋阴补肾、固经止血、养血补心等功效，对肝肾阴虚所致的不孕症有很好的改善效果。症见用于阴虚潮热、心虚健忘等。

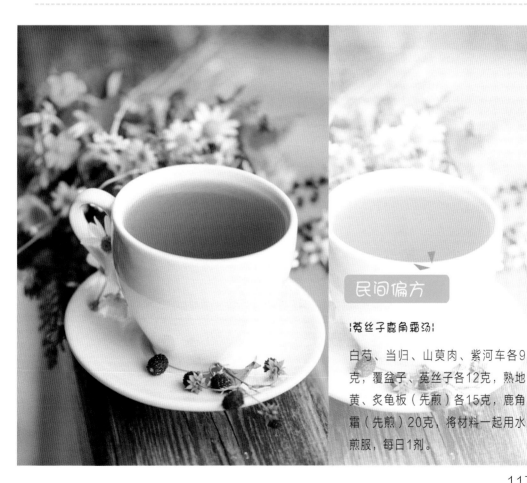

民间偏方

|菟丝子鹿角霜汤|

白芍、当归、山萸肉、紫河车各9克，覆盆子、菟丝子各12克，熟地黄、炙龟板（先煎）各15克，鹿角霜（先煎）20克，将材料一起用水煎服，每日1剂。

助孕妙招：艾灸法

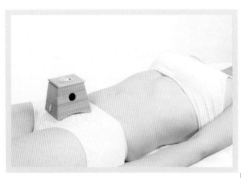
①用内置艾条的艾灸盒放于中极穴上灸治10～15分钟，热力要能够深入体内。

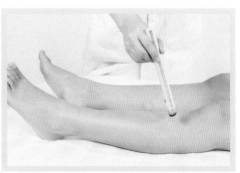
②用艾条回旋灸足三里穴10～15分钟，以感到舒适、无灼痛感、皮肤潮红为度。

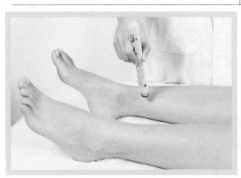
③用艾条回旋灸三阴交穴10～15分钟，以出现明显的循经感传现象为佳。

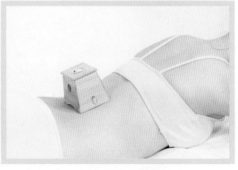
④用内置艾条的艾灸盒放于命门穴上灸治10～15分钟，以感到舒适、无灼痛感为度。

注意事项

艾灸会消耗自身的气血，所以要注意补气血，灸治时间不宜过长，一般一次不超过半小时。患有某些传染病、高热、昏迷、抽风期间，或身体极度衰竭、形瘦骨立等忌灸。

认识习惯性流产

习惯性流产是指流产3次或3次以上的自然流产，常分为早期习惯性流产和晚期习惯性流产，早期习惯性流产指流产发生在妊娠12周以前，晚期习惯性流产指流产发生在妊娠12周以后。中医叫作"滑胎"，认为习惯性流产多因脾肾亏虚、冲任失调、气血不足所致，其临床常见有肾虚、脾肾虚弱、气血两虚、血瘀和血热。合理饮食、作息规律、情志舒畅、讲究卫生、节房事都是妇女怀孕期间要做到的，而且要定期做产前检查以确保胎儿健康发育。

典型症状

①肾虚型：屡孕屡堕，夜尿频多，面色晦暗，舌淡、苔白，脉细滑或沉弱。

②脾肾虚弱型：屡孕屡堕，小腹隐痛下坠，便溏，脉沉细滑、尺脉弱。

③气血两虚型：屡孕屡堕，面色苍白，心悸气短，舌淡、苔白，脉细弱。

④血瘀型：素体患子宫肌瘤、卵巢囊肿或盆腔包块等疾病，脉弦滑或涩。

⑤血热型：屡孕屡堕，孕后阴道出血，色深红、质稠，面赤唇红，脉弦滑。

调理原则

习惯性流产患者身体多比较虚弱，饮食上要注意以补虚、增强体质为主，多吃些含有丰富蛋白质的食物。

1

多食富含各种维生素及微量元素、易于消化的食品，如各种蔬菜、水果、豆浆等。

2

胃肠虚寒者，慎服性味寒凉的食品，如绿豆、银耳、苦瓜等；体质阴虚火旺者，慎服雄鸡、鲤鱼等品。

3

多食富含膳食纤维的食物，以加强肠胃蠕动功能，避免腹胀以及便秘。

4

白 术：白术有健脾益气、燥湿利水、止汗、安胎的功效，常用于脾胃气弱引起的胎动不安、滑胎下血，患者还伴有倦怠少气、虚胀腹泻、食少腹胀、自汗等症。

羊 肚：羊肚具有补虚损、健脾胃的功效，对脾胃气虚引起的胎漏下血、滑胎有一定的食疗效果，常食有助于改善虚劳瘦弱、厌食、小儿疳积、腹胀腹泻、胃痛等病症。

乌 鸡：乌鸡具有滋阴补肾、养血添精、退热补虚的作用，对体质虚弱的习惯性流产者有很好的食疗效果。

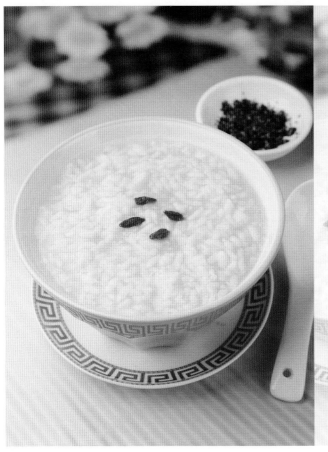

民间偏方

菟丝子粥

取粳米100克，菟丝子60克，白糖适量。菟丝子捣碎，水煎，去渣留汁，放入粳米煮粥，粥熟加白糖。此方益脾滋肾、固气养血，可补虚安胎。

保胎妙招：艾灸法

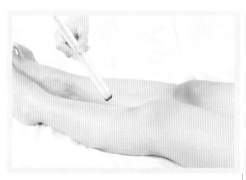

①点燃艾条，用艾条回旋灸法灸治足三里穴10~15分钟。

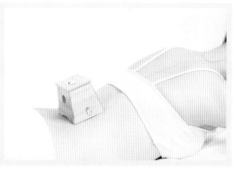

②点燃艾条，用艾灸盒灸治肾俞穴10~15分钟，有温热感为宜。

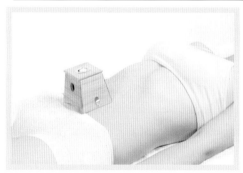

③将点燃的艾条放入艾灸盒内，用艾灸盒灸治气海穴、关元穴10~15分钟。

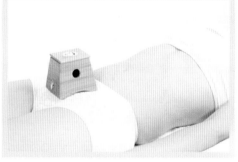

④将点燃的艾条放入艾灸盒内，用艾灸盒灸治中极穴和子宫穴10~15分钟。

注意事项

在采用艾灸疗法治疗或保健时，如果上下前后都有配穴，施灸的顺序一般是先灸阳经后灸阴经、先灸背部再灸腹部、先灸身体的上部后灸下部、先灸头部后灸四肢，依次进行灸治。

认识产后乳腺炎

产后乳腺炎是产褥期常见的一种疾病，多为急性乳腺炎，常发生于产后3~4周的哺乳期妇女，所以又称之为哺乳期乳腺炎。急性乳腺炎的致病菌多为金黄色葡萄糖球菌及溶血性链球菌，经乳头的裂口或血性感染所致。

典型症状

①早期：急性乳腺炎在开始时患者乳房胀满、疼痛，哺乳时更甚，乳汁分泌不畅，乳房肿块或有或无，皮肤微红或不红，或伴有全身不适、胸闷烦躁等。
②化脓期：局部乳房变硬，肿块逐渐增大，此时可伴高热、全身无力、大便干燥、同侧淋巴结肿大、白细胞增高，常可在4~5日形成脓肿，可出现乳房跳痛，局部皮肤红肿透亮，肿块中央变软，按之有波动感，若为乳房深部脓肿，可出现全乳房肿胀，疼痛，高热，但局部皮肤红肿及波动不明显。
③溃后期：浅表的脓肿常可穿破皮肤，形成溃烂或乳汁自创口处溢出而形成乳漏。较深部的脓肿，可穿向乳房和胸大肌间的脂肪，形成乳房后位脓肿。

调理原则

怀孕末期应用75%的酒精擦试乳头，或用温水清洗，以增强乳房皮肤的柔韧性和抵抗力。 **1**

保证母乳喂养的姿势正确以及宝宝的吸吮方式正确。不能让宝宝只含到乳头而造成乳头皲裂，致细菌感染。 **2**

不戴有钢托的胸罩，最好戴专门的哺乳胸罩，以防胸罩挤压乳腺管造成局部乳汁淤积引起急性乳腺炎。 **3**

注意饮食调摄，多食清淡而富有营养的食物，多食新鲜蔬菜瓜果，如西红柿、丝瓜、黄瓜、鲜藕、橘子等。 **4**

大黄：泻下攻积、清热泻火、凉血解毒、逐瘀通经、利湿退黄。用于实热积滞便秘，
血热吐衄，目赤咽肿，痈肿疔疮，肠痈腹痛，瘀血经闭，产后瘀阻。

 蒲公英：清热解毒、利尿散结。主治急性乳腺炎，急性结膜炎，感冒发热，急性扁桃
体炎，急性支气管炎，胃炎，肝炎，胆囊炎，尿路感染。

荆芥：荆芥为发汗、解热药，是常用草药之一，能镇痰、祛风、凉血。用于感冒，
头痛，麻疹，风疹，疮疡初起。炒炭可治疗便血，崩漏，产后血晕。

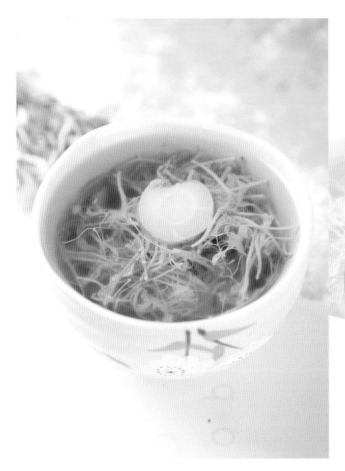

民间偏方

|银花茅根猪蹄汤|

金银花、桔梗、白芷、茅根各15
克，猪蹄1只，黄瓜35克，盐6克。
将材料炖汤服用，能清热消肿、通
乳，对哺乳期乳汁淤积发生乳腺炎
的患者有很好的食疗效果。

消炎妙招：艾灸法

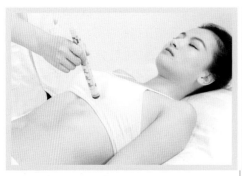

①点燃艾条，用艾条温和灸治乳根穴5~10分钟，以出现明显的循经感传现象为佳。

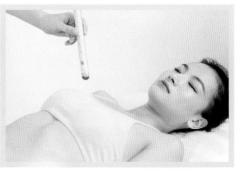

②点燃艾条，用艾条回旋灸治膻中穴10~15分钟，有温热感为宜。

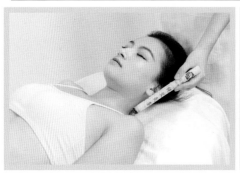

③点燃艾条，用艾条温和灸治肩井穴10~15分钟，以局部温热舒适为宜。

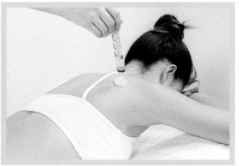

④点燃艾条，用艾条隔姜灸治天宗穴10~15分钟，有温热感为宜。

注意事项

出现头晕、恶心、面色苍白、心慌、出汗等症状后，要立即停灸，并躺下静卧。施灸后，可将艾条点燃的一头塞入直径比艾条略大的瓶内，以利于熄灭。

乳房下垂

认识乳房下垂

乳头的水平位置低于乳房皱襞之下即是乳房下垂，哺乳、年龄增长与减肥是造成乳房下垂的主要原因，内衣尺码不符、睡眠姿势不规范等外部因素也会导致乳房下垂。中医认为乳房下垂跟气虚有关，气虚者肌肉易松弛，乳房容易下垂，因此在调理时要适当地补气血。女性要注意保护自己的乳房，常做健胸运动，经常按摩乳房，坚持戴胸罩，采取正确的喂奶方法，另外，睡姿正确（提倡仰卧），洗浴合理，坚持运动等也是防止乳房下垂的好方法。

典型症状

①哺乳造成乳房下垂：一般在哺乳停止后，因为激素水平的减低，乳腺泡管、腺体和脂肪组织萎缩，而皮肤及支撑组织却相应较多，造成乳房下垂。

②减肥造成乳房下垂：减肥速度过快，造成乳房内脂肪组织减少与皮肤松弛所致。

③老年乳房下垂：随着年龄的增长，机体的各种机能都有所减退，内分泌机能下降，从而导致乳房下垂。

调理原则

体质虚弱引起的乳房下垂者可选择补气血、升提乳房作用的中药材和食物，如黄芪、党参、当归、柴胡、升麻、山药、红枣、猪肚、鸡肉、老鸭、核桃等。

1

多吃富含优质蛋白食物、胶质食物，能让乳房坚挺丰满，如大豆、花生、莲藕、猪蹄、牛奶、鸡脚、牛肉、鱼肉等。

2

多吃富含维生素C、维生素E的食物，如莴苣菜、莴笋、鹅仔菜、胡萝卜、叶菜、海参、苹果、香蕉、山楂、葡萄、猕猴桃等。

3

特效本草

木 瓜： 具有和血、润肤、丰胸、美容的功效，对乳房下垂的女性有很好的食疗作用。木瓜含有胡萝卜素和丰富的维生素C，可帮助机体修复组织。

牛 奶： 所含丰富的乳脂能有效改变乳房下垂、皮肤松弛的现象，且有一定的补虚作用，可改善乳腺组织松弛症状。

蛤 蜊： 清热、利湿、化痰、软坚。它含有蛋白质、脂肪、糖类、铁、钙、磷、碘、维生素和牛磺酸等多种成分，低热能、高蛋白、少脂肪。

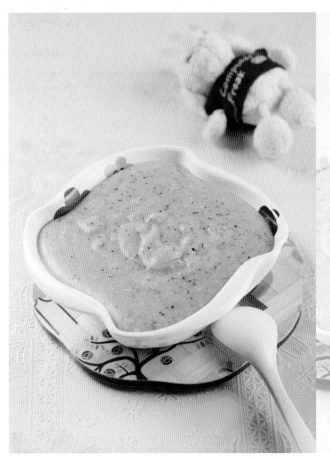

民间偏方

核桃露

生核桃110克，牛奶半杯，淀粉、糖、色拉油少许，将核桃炸成金黄色，研磨成末，核桃末和糖加入牛奶，放入锅中，加水，加淀粉拌匀，煮成糊状物即可。

防下垂妙招：按摩法

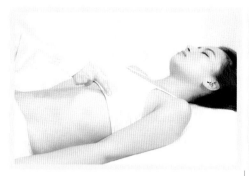

①用手指按揉乳根穴3分钟，力度适中，以有胀痛感为宜。

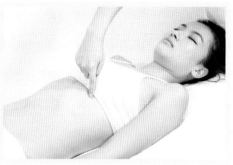

②用手指按揉期门穴5分钟，力度适中，以有胀痛感为宜。

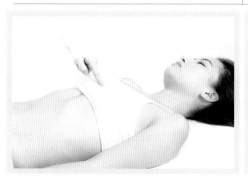

③用手指按摩膻中穴3～5分钟，力度适中，以有胀痛感为宜。

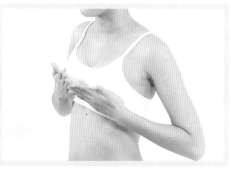

④按摩阿是穴5分钟，向上提拉乳房，以有胀痛感为宜。

注意事项

按摩后隔日出现疲劳、肌肉酸痛、皮肤瘀斑等情况时，只要略微增加饮水量，注意休息，按摩的部位加强保暖，就可以继续保健按摩。自我按摩时，最好只穿背心短裤，充分暴露施术部位，操作时尽量直接接触皮肤。

产后缺乳

认识产后缺乳

产后哺乳期，产妇乳汁偏少或完全无乳，称之为缺乳，又称为"产后乳汁不行"。缺乳的程度和情况各不相同：有的开始哺乳时缺乏，以后稍多但仍不充足；有的全无乳汁，完全不能喂乳；有的正常哺乳，突然高热或七情过极后，乳汁骤少，不足于喂养婴儿。中医认为，乳汁生化不足或乳络不畅是缺乳的主要原因，临床常分为肝郁气滞、气血虚弱、痰浊阻滞。对于乳汁不畅引起的乳房肿胀而导致乳汁不足者，宜先通乳，后给予催乳。

典型症状

①肝郁气滞型：产后乳汁少或全无，乳房胀硬、疼痛，乳汁稠，胸胁胀满，神情抑郁，食欲不振，舌正常、苔黄，脉弦或弦滑。

②气血虚弱型：产后乳汁少或全无，乳汁稀，乳房柔软无胀感，面色无华，神倦体乏，舌淡、苔白，脉细弱。

③痰湿阻滞型：乳汁少或全无，乳房硕大或下垂不胀满，乳汁稀，体胖，胸闷痰多，纳少便溏，或食多乳少，舌淡胖、苔腻，脉沉细。

调理原则

产后缺乳的妇女应摄入足够的热量和水分，多食各种富有营养且易消化的食物，如母鸡、鸡蛋、核桃等。　**1**

肝郁气滞型患者，应选用疏肝解郁、通络下乳的药材和食物，如通草、陈皮、青皮、王不留行、金针菜等。　**2**

气血虚弱型患者，应选择益气养血、补虚通乳的药材和食物，如当归、熟地、牛肉、鳝鱼、花生、章鱼等。　**3**

痰湿阻滞型患者，应选择健脾化湿的药材和食物，如砂仁、鲫鱼、赤小豆、莴苣、南瓜子、木瓜等。　**4**

通 草： 通草具有通利小便、下乳汁的功效，是治疗产妇乳少的常用药。主要治疗产后乳少、淋证涩痛、小便不利、水肿、黄疸、小便短赤、闭经、带下等病症。

王不留行： 王不留行具有行血通经、催生下乳、消肿敛疮的功效。主治妇女闭经、乳汁不通、难产、痛经。

花 生： 花生健脾和胃、利肾去水、理气通乳，治诸多血证，适用于营养不良、脾胃失调、咳嗽痰喘、乳汁缺少等症。

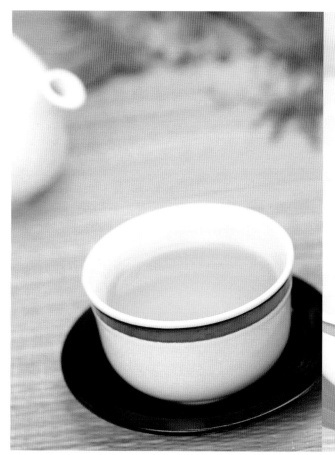

民间偏方

【茯苓当归汤】

人参、甘草、川芎各3克，当归、芍药、枳壳各6克，桔梗4.5克，茯苓10克，水煎服，每日1剂，日服2次，可补气活血、通络下乳，对气血虚弱型缺乳者有一定功效。

泌乳妙招一：按摩法

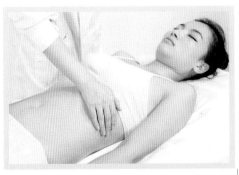

①用手掌以顺时针方向在乳房周围轻轻摩揉3分钟。

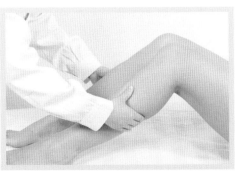

②用手指按揉足三里穴3分钟，力度适中，以有胀痛感为宜。

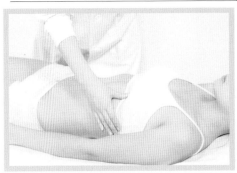

③用拇指指腹轻轻按揉乳根穴1~3分钟，力度适中，以有胀痛感为宜。

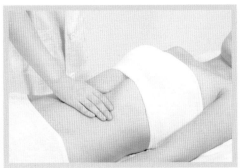

④搓热掌心，用手掌按揉中脘穴1~3分钟，力度适中，以有胀痛感为宜。

注意事项

按摩之前把手清洁干净，按摩时体位不舒适，按压用力过猛，患者肌肉紧张也可能会造成肌肉损伤或者是岔气。当出现岔气时，应在医师指导下配合自己的呼吸对上肢进行牵拉，或者是推压后背以减轻痛感。

泌乳妙招二：刮痧法

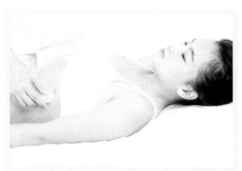

①用刮痧板刮拭乳根穴至期门穴30次，以局部皮肤出现红色痧痕或有酸胀痛感为佳。

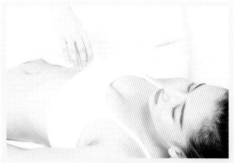

②用刮痧板角部刮拭膻中穴50次，以皮肤潮红、发热为度。

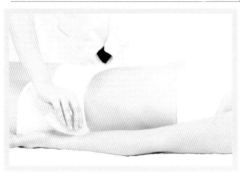

③用刮痧板角部刮拭内关穴20～30次，以皮肤潮红、发热为度。

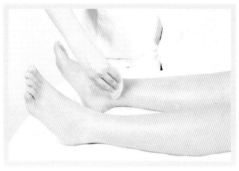

④用刮痧板角部分别刮拭太溪穴和太冲穴各20次，以有酸、麻、胀、痛感为佳。

注意事项

刮痧时要从上到下、从内到外单方向刮拭，切忌来回刮拭。刮痧操作过程中，有时会有少许毛细血管出血，渗透到附近组织，然后再行吸收，这是增加抵抗力的一种方法，属于正常情况，不必惊慌。

产后腹痛

认识产后腹痛

产后腹痛是指女性分娩以后以下腹部疼痛为主的症状，是属于分娩后的一种正常现象，一般疼痛持续2~3天，而后自然消失，多则1周以内消失。若超过1周连续出现腹痛，伴有恶露量增多、有血块、有臭味等，则预示为盆腔内有炎症。产后腹痛以小腹部疼痛最为常见。产后饮食宜清淡，并应根据自己的身体状况适当参加运动。

典型症状

①气血两虚型：产后小腹阵痛数日不止，喜按喜揉，恶露量少，色淡、质稀，面色苍白，头晕眼花，心悸，便干，舌淡、苔白，脉细弱。

②瘀阻胞宫型：产后小腹疼痛，拒按，得热痛缓，恶露量少不畅，色紫有块，块下痛减，面色青白，肢冷，胸胁胀痛，舌紫，脉沉紧或弦涩。

调理原则

气血两虚型患者应选择益气养血的药材和食物，如人参、党参、白芍、红枣、桂圆、动物肝脏、红糖等。　1

瘀阻胞宫型患者应选择温经散寒、活血化瘀的药材和食材，如肉桂、桂枝、泽兰、米酒、羊肉、甲鱼等。　2

患者应确保营养全面，多进食高蛋白食物，如瘦肉类、鱼类、蛋类、奶类，还要摄入新鲜蔬菜、水果。　3

产后不宜久躺，应根据自身情况下床活动，以助恶露排出。若疼痛不止、恶露量多、有臭味，应及时就医诊治。　4

当 归： 当归具有补血活血、调经止痛、润燥滑肠的功效。多用于治疗月经不调、闭经、产后腹痛、血虚头痛、眩晕、痿痹、跌打损伤等症。

 川 芎： 行气开郁、祛风燥湿、活血止痛。主治风冷头痛眩晕、难产、产后瘀阻腹痛、月经不调、闭经、痛经、胸胁刺痛、风湿痹痛。

桃 仁： 桃仁可破血行瘀、润燥滑肠。主治产后瘀血腹痛、闭经、风痹、疟疾、跌打损伤、血燥便秘。

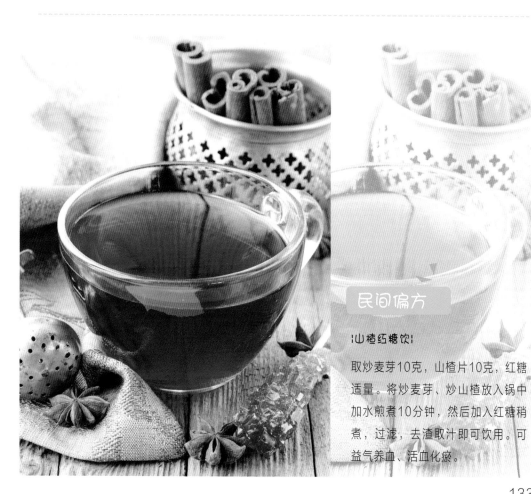

民间偏方

山楂红糖饮

取炒麦芽10克，山楂片10克，红糖适量。将炒麦芽、炒山楂放入锅中加水煎煮10分钟，然后加入红糖稍煮，过滤，去渣取汁即可饮用。可益气养血、活血化瘀。

止痛妙招一：按摩法

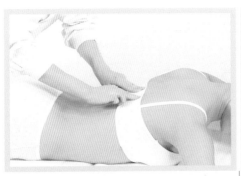

①将食指、中指紧并，分别以顺时针、逆时针方向揉按膈俞穴50次。

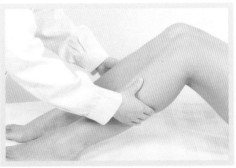

②用拇指分别在足三里穴、三阴交穴上，以顺时针、逆时针方向揉按3分钟。

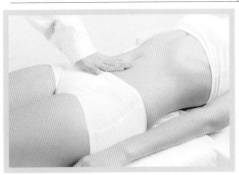

③将双手掌心搓热，迅速覆盖在气海穴、关元穴上来回摩擦3分钟。

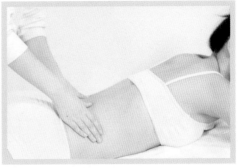

④用拇指指腹来回推揉命门穴至肾俞穴3分钟，有酸胀感为宜。

注意事项

按摩前，双手摩擦生热，效果会更好。注意手指指甲不宜过长，避免刮伤皮肤，且保持双手清洁。按摩完后要多喝热水，以助新陈代谢，帮助排毒。

止痛妙招二：艾灸法

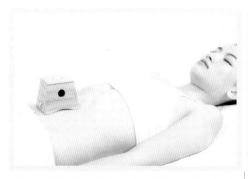

①用内置艾条的艾灸盒灸治神阙穴10~15分钟，以出现循经感传现象为宜。

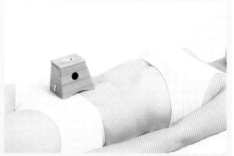

②用内置艾条的艾灸盒灸治关元穴和气海穴10~15分钟，以出现循经感传现象为宜。

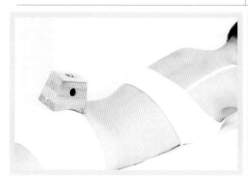

③用内置艾条的艾灸盒灸治八髎穴10~15分钟，有温热感为宜。

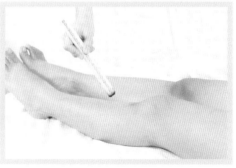

④用艾条温和灸法灸治足三里穴10分钟，以局部皮肤潮红发热为度。

注意事项

艾灸比较适合治疗因受到湿寒或寒邪而导致的病痛。施灸时要注意调节室内温度和打开换气扇，及时放入新鲜空气。施灸可能引起发热、疲倦、口干、全身不适等反应，一般是正常的排毒反应，可继续施灸。

Part 6

平心静气，
更年期也很美

面对生活，许多现代女性最深的感受就是"活得
好累"。
到了更年期后，还有忙不完的工作、复杂的人际关
系、烦恼的婚姻、烦琐的家务……
不仅心累，身体也疲劳乏力、反应迟钝，
对什么事都提不起劲，常常感到焦虑、烦躁，
出现了更年期综合征。
更年期女性又该采取什么措施呢？
本章详细介绍了更年期女性的各种病症，
女性朋友可根据自己的症状选择适合的方法改善。

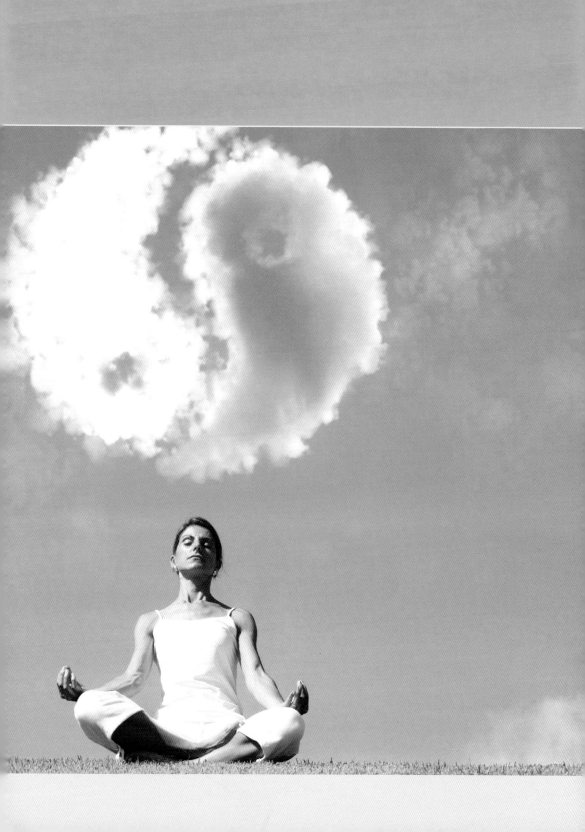

失眠多梦

认识失眠多梦

失眠多梦是指无法入睡或无法保持睡眠状态，早醒或醒后无法再入睡，频频从恶梦中惊醒。失眠多梦虽不属于危重疾病，但非常影响人们的日常生活；睡眠不足会导致健康不佳，生理节奏被打乱，继之引起人的疲劳感及全身不适，导致人无精打采、头痛、记忆力减退等症状。

典型症状

①痰热扰心：心烦不寐，躁动不宁，嗳气，伴有头重目眩，口干舌燥。

②肝郁化火：急躁易怒，不寐多梦，甚至彻夜不眠，胸胁胀痛，叹气稍缓，伴有头晕头胀，目赤耳鸣，口干而苦，便秘尿赤，舌红苔黄，脉弦而数。

③心脾两虚：心烦不寐，多梦易醒，神疲乏力，腹胀，胸闷，嗳腐吞酸，或见恶心呕吐，大便不爽，气短自汗，舌淡苔腻，脉弦细。

④阴虚火旺：心烦不寐，心悸不安，腰酸腿软，伴头晕，头痛，耳鸣，健忘，遗精，口干津少，五心烦热，舌红少苔，脉细而数。

调理原则

服用安眠药（或者抗抑郁药、抗焦虑药）的患者应在医生的指导下逐渐减少药物剂量，以免因停药而导致药物性失眠。

 1

睡眠障碍患者应多食用一些具有安神和改善肌肉疲劳的食物，如糖水、安神汤、苹果、香蕉、西红柿、茄子、百合、燕麦片、奇异果外皮等。

 2

睡前最好不要饮酒、浓茶或咖啡，可喝一杯牛奶，有助于睡眠，但是牛奶记得在睡前半小时喝。睡前可泡脚或听舒缓音乐，帮助入睡。

 3

酸枣仁： 能养心阴、益肝血而有安神之效，为养心安神之要药，主治心肝阴血亏虚，心失所养，神不守舍之心悸、失眠、多梦、眩晕等症。

 灵 芝： 味甘性平，归心经，能补心血、益心气、安心神，可用于治疗气血不足及心神失养所致的心神不宁、失眠多梦、健忘、体倦神疲等症。

小 米： 营养成分高达18种之多，含有17种氨基酸，其中人体必需氨基酸8种，可起到催眠、保健、美容的作用。

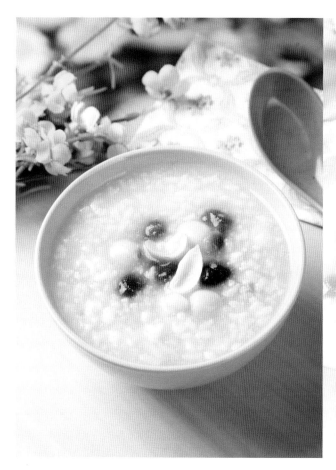

养心安神粥

取莲子、桂圆肉、百合各20克，大米150克。将莲子、桂圆肉、百合、大米洗净，备用，然后将上述材料一同放入锅中，加适量水煮粥。可养心安神治疗抑郁、失眠。

助眠妙招一：按摩法

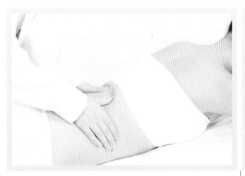

①用拇指指腹推按三焦俞穴1~3分钟，力度适宜，有酸胀感为宜。

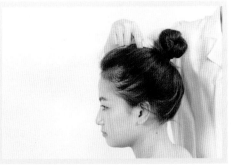

②用食指顺时针按揉百会穴20圈，力度适中，有胀痛感为宜。

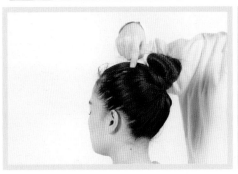

③用食指先点按左右神聪穴，再点按前后神聪穴，共操作200次。

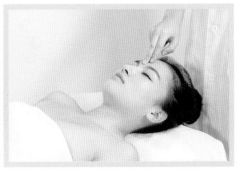

④将食指、中指并拢，用两指指腹揉按印堂穴50次。

注意事项

虽说头部按摩的适应证是非常广泛的，但是它也不能够包治百病，下面的一些疾病便不适合通过头部按摩来进行治疗，如严重的心脏病、肺病、肝病、脑梗死和处于急性发作期的脑出血患者，以及各种恶性肿瘤患者都应该禁止使用头部按摩。

助眠妙招二：艾灸法

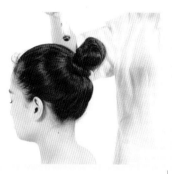
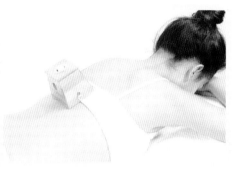

①用艾条回旋灸法灸治百会穴10~15分钟，以皮肤潮红为度。

②用内置艾条的艾灸盒灸治肝俞穴、胆俞穴和脾俞穴10~15分钟，以出现循经感传为度。

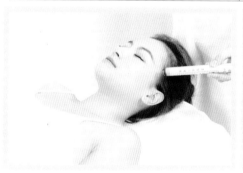
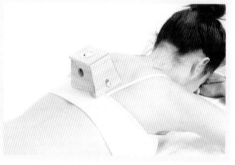

③用艾条回旋灸太阳穴10~15分钟，以皮肤潮红为度。

④用内置艾条的艾灸盒灸治心俞穴10~15分钟，以皮肤潮红为度。

注意事项

原则上一天任意时间都可以艾灸，但上午可以说是艾灸的最佳时间，如果是治疗失眠，临睡前施灸效果较好。一般晚上10点后不宜艾灸，因为晚上适宜养阴。

神经衰弱

认识神经衰弱

神经衰弱是指由于长期情绪紧张及精神压力，从而使大脑精神活动能力减弱的功能障碍性疾病，其主要特征是易兴奋、易疲劳，记忆力减退等，伴有各种躯体不适症状。本病如处理不当可迁延达数年，但经精神科或心理科医生积极、及时治疗，指导患者正确对待疾病，本病可达缓解或治愈，愈后一般良好。

典型症状

①情感症状：有烦恼、心情紧张、易激惹等，常与现实生活中的各种矛盾有关，感到困难重重，难以对付。可有焦虑或抑郁，但不占主导地位。

②兴奋症状：精神易兴奋，回忆和联想增多，向性思维感到费力，而非指向性思维却很活跃，因难以控制而感到痛苦和不快，有时对声光很敏感。

③睡眠障碍：入睡困难、多梦、醒后感到不解乏，睡眠感丧失，睡眠紊乱。

④生理症状：头晕、耳鸣、心慌、多汗、阳痿、早泄或月经紊乱等。

调理原则

善于自我调节，有张有弛：对于工作过于紧张，过于繁忙，或学生学习负担过重以及生活压力很大的人，都有必要自我调节，合理安排好工作，学习和生活的关系，做到有张有弛，劳逸结合，这样做还能提高工作效率。 1

学会放松自己，当你感到疲乏和心烦时，暂时放下工作，给自己一个喘息的机会。例如，当电话铃响，先做个深呼吸，再接听。向窗外眺望，让眼睛及身体其他部位适时地状得松弛，可以暂时排解工作上面临的压力。 2

多食富含维生素C和蛋白质的食物，如蔬菜、水果、瘦猪肉、羊肉、牛肉、牛奶、鸡、鱼、蛋及豆制品等。  3

灵 芝：灵芝可补益心脾，有效地扩张冠状动脉，增加冠脉血流量，改善心肌微循环，
增强心肌氧和能量的供给，治疗神经衰弱。

 百 合：宁心安神、清心除烦，用于热病后余热未消，神思恍惚，失眠多梦，心情抑
郁，喜悲伤欲哭等病症，还能美容养颜。

莲 子：清心醒脾、补脾止泻、养心安神明目、补中养神。从临床应用上看，莲子适
用于轻度失眠人群和神经衰弱人群。

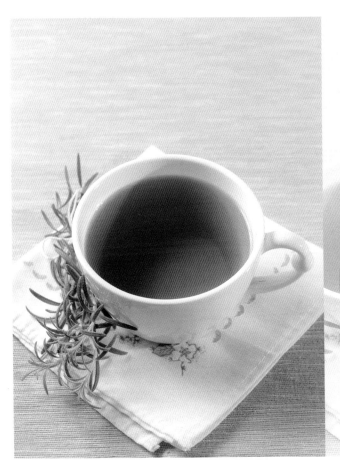

民间偏方

百合苏叶饮

取百合50克，苏叶、茯神、枣仁各
10克，龙骨8克，牡蛎5克，用水煎
煮，过滤取汁服用，每日2次，对神
经衰弱有一定的疗效。

舒缓神经妙招一：足浴法

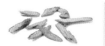

夜交藤

柏子仁

|配 方| 夜交藤60克，炒枣仁、合欢皮、柏子仁、丹参各15克。

|做 法| 将准备好的中药材放入锅中，加入2升清水煎煮10分钟即可。

|使用方法|

将煎煮好的药液倒入足浴盆中进行足浴。

|功 效|

可治疗阴血不足，虚烦失眠、心悸怔忡、肠燥便秘、阴虚盗汗、劳伤、血虚身痛、痈疽、瘰疬、风疮疥癣，有效缓解神经衰弱。

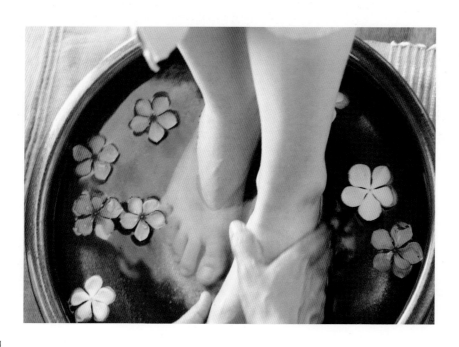

舒缓神经妙招二：按摩法

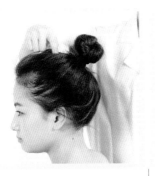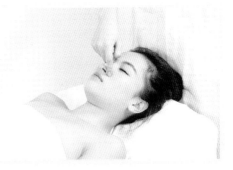

①用食指顺时针按揉百会穴20圈，力度适中，有胀痛感为宜。

②用食指按摩迎香穴、睛明穴、攒竹穴，各按摩30~40次。

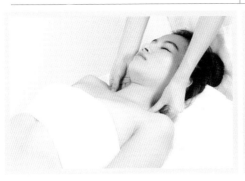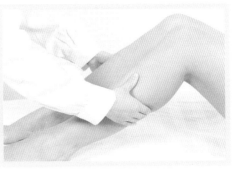

③拇指和食指相对成钳形拿捏肩井穴，力度适中，左右各30次。

④用拇指按揉足三里穴3分钟，力度适中，以有胀痛感为宜。

注意事项

体质虚弱的患者和神经衰弱的患者在进行自我按摩治疗时，应该采用轻柔的手法。精神紧张的患者应该在按摩之前消除思想顾虑，饥饿的患者应该先进食或喝些糖水后再进行自我按摩治疗。

认识倦怠乏力

倦怠乏力主要表现为不明原因地出现严重的全身倦怠感，伴有头痛、肌肉痛、抑郁、注意力不集中等症状。疲劳是一种主观上的疲乏无力感，也是一种自然现象，大多由工作任务繁重、生活节奏紧张与压力过大所致。疲劳包括生理和心理两方面。生理疲劳主要表现为肌肉酸痛、全身疲乏等；而心里疲劳主要表现为心情烦躁、注意力不集中、思维迟钝等。保持良好、积极、愉快的状态是增进健康、摆脱疲劳的重要方法。养成良好的生活习惯、学会饮食调节、加强体育锻炼、培养健康的业余爱好、增加家庭观念等，都是抵御疲劳的良方。

典型症状

①生理疲劳主要表现为肌肉酸痛、全身疲乏等。
②心里疲劳主要表现为心情烦躁、注意力不集中、思维迟钝等。

调理原则

倦怠乏力在中医属于气虚的范畴，因此患者应多食补气类食材，如太子参、党参、山药、黄芪、灵芝、海参、冬虫夏草、瘦肉类、蛋类、鱼类等，这些食物均可提供各种补充体力及强化免疫力所需的营养。

1

对于心理疲劳者可多选择香附、郁金、合欢皮、猕猴桃、橙子、黄花菜、西米等疏肝解郁的药材和食物，能宁心安神。

2

此外，气虚者要少吃寒凉生冷食物，这类食物会耗伤人体元气，加重疲乏无力症状。多参加体育活动，增强体质，提高免疫力。

3

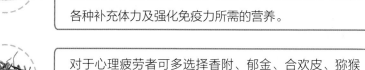

太子参： 本品能补脾肺之气，兼能养阴生津，其性略偏寒凉，属补气药中的清补之品，对少食倦怠、精神疲乏、汗多者均有较好的疗效。

 山 药： 本品能补肺、脾、肾三脏之气，是气阴双补佳品，其性质平和，对各种原因引起的体虚疲乏、倦怠无力均有很好的食疗效果。

鸭 肉： 本品养胃滋阴、大补虚劳、利水消肿，对肺胃阴虚、干咳少痰、骨蒸潮热、消瘦乏力等，以及脾胃虚弱均有疗效。

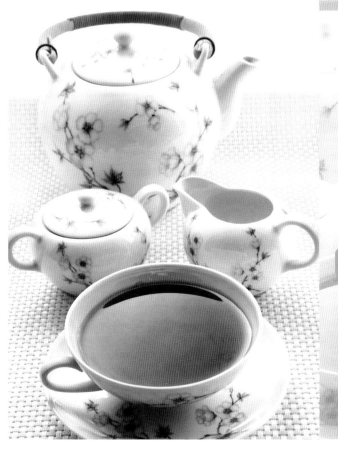

民间偏方

|红枣人参茶|

红枣5枚，人参10克。红枣洗净，人参切片；人参放入砂锅中加清水浸泡半小时，加红枣，煮约1小时即可。可补血气，适用于气血亏虚，虚弱劳损者。

消除疲乏妙招一：按摩法

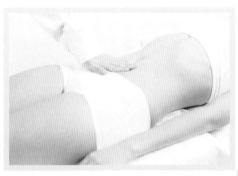

①用手掌按揉气海穴3分钟，力度适中，有酸胀感为宜。

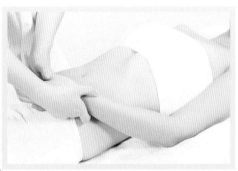

②用拇指按揉列缺穴3~5分钟，力度适中，有胀痛感为宜。

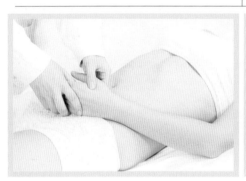

③将拇指指腹放于合谷穴上，力度由轻至重掐揉3分钟。

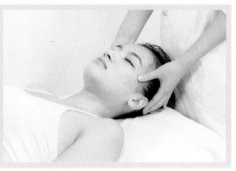

④将拇指放在太阳穴上，按揉3分钟，力度适中，有胀痛感为宜。

注意事项

在按摩的过程中，有的人由于精神紧张或体质特别虚弱或过度劳累、饥饿，或操作者手法过重过强，可能会突然出现头晕目胀，严重者四肢厥冷、出冷汗，甚至晕倒等现象，应该立即停止按摩，患者取头稍低平卧位，静卧片刻。

消除疲乏妙招二：刮痧法

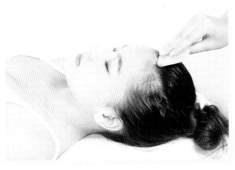

①用刮痧板刮拭神庭穴10～15次，以潮红发热为度。

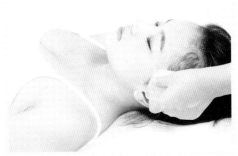

②用刮痧板角部刮太阳穴1～2分钟，以潮红发热为度。

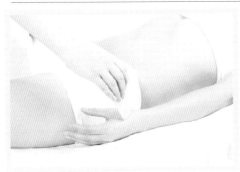

③用刮痧板角部刮拭合谷穴10～15次，力度适中，以出痧为度。

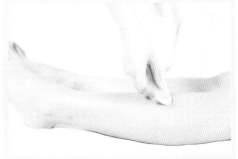

④用刮痧板角部从上往下刮拭足三里穴30次，以潮红发热为度。

注意事项

刮痧时刮至毛孔清晰就能起到排毒的作用。有些部位是不可以刮出痧的，室温低也不易出痧，所以，刮拭的时候不要一味追求出痧，以免伤害到皮肤。

认识腰酸背痛

腰酸背痛是指脊柱骨和关节及其周围软组织等受损的一种症状。常用以形容劳累过度。日间劳累症状加重，休息后可减轻，日积月累，可使肌纤维变性，甚而少量撕裂，形成疤痕或纤维索条或粘连，造成长期慢性腰背痛。中医认为本病因感受寒湿、湿热、气滞血瘀、肾亏体虚或跌仆外伤所致。

典型症状

①外伤性腰痛：急性外伤是指较严重的外伤引起骨或软组织的解剖性的损害；慢性外伤是指由急性外伤移行过来的或反复轻伤所造成的腰部损伤。

②炎症性腰痛：炎症性腰痛病一般多指椎骨的急性感染，脊椎骨骨髓炎，软组织中的纤维组织炎、慢性筋膜炎、脊椎骨骨髓炎、类风湿性腰痛等。

③畸形所致的腰痛：峡部不连、脊椎滑脱、水平骶椎、半椎体、一定程度的腰椎骶化和骶椎腰化，脊柱侧凸症、小关节不对称等。

④代谢性疾病所致的腰痛：脊柱的骨质疏松、骨质软化、增生性脊椎病。

调理原则

多吃蛋白质、维生素含量高和脂肪、胆固醇含量低的食物，如豆类、谷类、蔬菜、水果，如黄豆、菠菜、苹果等，尽量少吃牛肉、猪肉、内脏、虾、奶油与蛋。

 1

戒烟限酒，防止肥胖。平时需要多锻炼身体，特别是多锻炼腰部的肌肉力量，促进腰部血液循环，从而防止腰背部的疼痛。

 2

错误的姿势是引起腰背部病变的主要原因，通常会导致脊柱的骨和关节过早发生不可逆的退行性变，引起肌肉不均衡和紧张，还会使韧带松弛或绷得过紧引起腰背部疼痛。所以平时应该保持良好的坐姿。

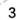 3

杜 仲： 具有补肝肾、强筋骨的功效，可治疗各种腰痛，尤其擅长治疗肾虚腰痛。其他腰痛用之，均有扶正固本之效。常与胡桃肉、补骨脂同用。

牛 膝： 既能补肝肾、强筋骨又能活血通经、祛除风湿，故可用于肝肾亏虚之腰痛、腰膝酸软，可配伍杜仲、续断、补骨脂等同用。

乌 贼： 又叫墨鱼，具有补益精气、温经通络的作用，常食可提高机体的免疫力，还能强腰壮骨，预防骨质疏松，对腰肌劳损者有很好的食疗效果。

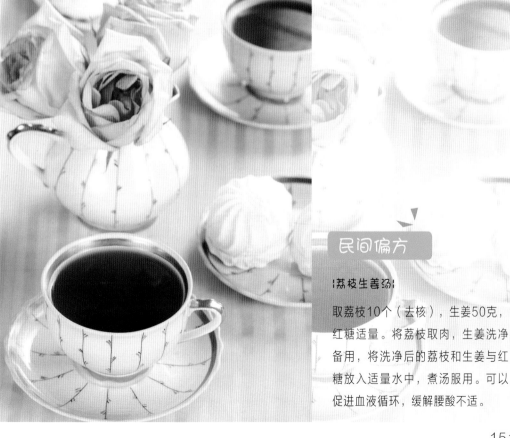

民间偏方

|荔枝生姜汤|

取荔枝10个（去核），生姜50克，红糖适量。将荔枝取肉，生姜洗净备用，将洗净后的荔枝和生姜与红糖放入适量水中，煮汤服用。可以促进血液循环，缓解腰酸不适。

止痛妙招一：按摩法

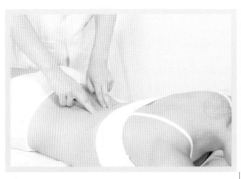

①将双手食指、中指紧并，用两指指腹点揉肾俞穴3~5分钟。

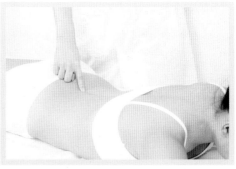

②用手指按揉腰阳关穴2~3分钟，力度适中，以有胀痛感为宜。

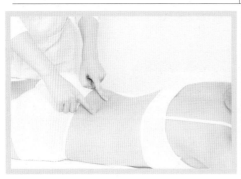

③用食指指腹揉按大肠俞穴2~3分钟，有酸胀感为宜。

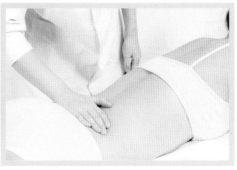

④将手掌放于八髎穴上按揉3~5分钟，力度适中，以有胀痛感为宜。

注意事项

对有腰痛、腿痛、背痛患者，如果按压手法过重，或第一次按压，有可能疼痛反而加重，一般情况下，痛感会在一两天后消失，原来的病症也有可能得到改善。按摩时患者肌肉要放松，不要有紧张感，否则效果不佳。

止痛妙招二：刮痧法

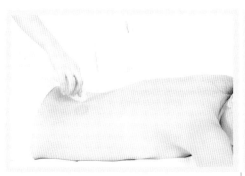

①用刮痧板刮拭命门穴30次，以局部出痧或有热感为佳。

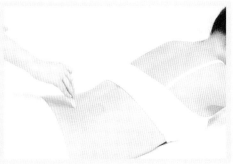

②用刮痧板刮拭腰阳关穴50次，以局部出痧或有热感为佳。

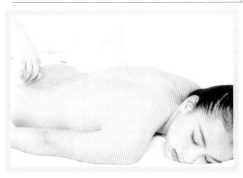

③用刮痧板边缘从上而下刮拭肾俞穴1～3分钟，以局部出痧为度。

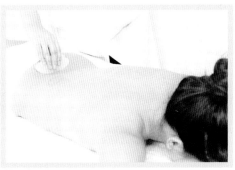

④用刮痧板边缘刮拭大肠俞穴1～3分钟，以局部出痧为度。

注意事项

刮痧时应注意保暖、避风，刮痧时皮肤汗孔处于开放状态，如遇风寒之邪，邪气会顺势进入体内，不但影响刮痧的疗效，还会引发新的疾病。一般建议刮痧半小时后才能到室外活动。

认识性欲减退

性欲减退是指性欲缺乏，通俗地讲即对性生活缺乏兴趣，也有说是性冷淡。主要症状有：性爱抚无反应或快感反应不足；性交时阴道干涩，紧缩，疼痛；无性爱快感或快感不足，迟钝，缺乏性高潮；性器官发育不良或性器官萎缩、老化，细胞缺水，活性不足等。

调理原则

1	患者应常食具有改善肾功能，增强性欲的药材和食材，如淫羊藿、巴戟天、鹿茸、鹌鹑、鸽肉等。
2	此外，服用具有疏肝解郁、调畅情志、养心安神的药材和食物，也可有效改善此症状，如郁金、香附、合欢皮等。
3	研究结果表明，蛋白质和锌等重要元素的缺乏，可引起性功能减退。多吃些含优质蛋白和多种维生素和锌的食物。
4	平时注意劳逸结合，避免熬夜伤身，多锻炼身体，积极参加运动，增强体质。

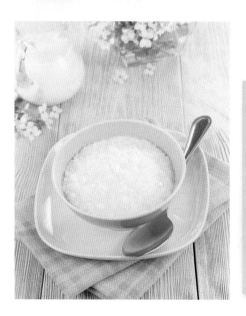

民间偏方 海参粥

取海参适量，粳米100克。将海参浸透，剖洗干净，切片后煮烂，同粳米煮为稀粥食用。可补肾亏、益精髓，有效改善各种原因引起的性欲减退症状。

促进性欲妙招：按摩法

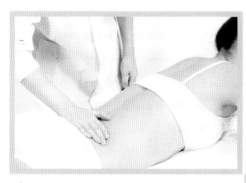

①用手掌按摩八髎穴1~2分钟，力度适中，以有酸胀感为宜。

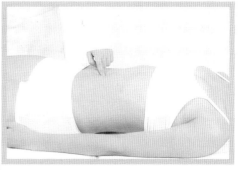

②用食指指腹按揉神阙穴1~2分钟，以有酸胀感为宜。

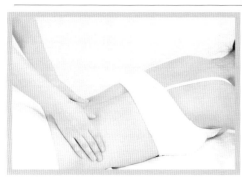

③用拇指指腹按揉肾俞穴2~3分钟，以局部温热舒适为宜。

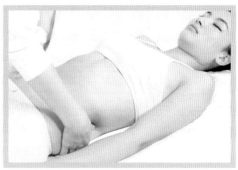

④用双手指腹按揉京门穴1~3分钟，以皮肤出现潮红发热为宜。

注意事项

用按摩法配合食补，效果更显著。按摩时，注意调节室温，不要在当风之处按摩。按摩取穴要准确，用的力度也要恰到好处，既柔和均匀又要有持久力。

认识烦躁易怒

烦躁易怒是指心中烦闷急躁，容易动怒，甚或表现出行为举止躁动不安。气温变化、压力过大、烟酒过度、饮食不当等都会使人烦躁易怒。而从中医来说，胸中热而不安曰"烦"，手足扰动不宁曰"燥"，烦与燥常并称，这些都是脾虚肝盛，肝郁气滞和肝火上炎所带来的。每个人的情绪都有波动的时候，但是不能任由它控制着人，运动释放、转移注意力、倾诉心理困扰和心理暗示都是调整与缓和情绪的好方法。

典型症状

①里邪烦躁：脉数实有力，大便不通，绕脐痛。
②阳虚烦躁：汗下后，昼烦躁，夜安静，脉沉微，身无大热。
③阴盛烦躁：少阴症，吐泻，手脚冰冷，烦躁不止。

调理原则

脾虚肝盛者饮食要以健脾理气为主，多吃具有健脾益气作用的食物，如栗子、莲子、红枣、山药、薏米、高粱米、扁豆、包心菜、南瓜、胡萝卜、柑橘等。 **1**

属于肝郁气滞者则应多吃一些具有疏肝理气作用的药材和食物，如郁金、白芍、柴胡、香附、合欢花、佛手、西红柿、芹菜、萝卜、蓬蒿、橙子、柑橘、柚子等。  **2**

针对肝火上炎的症状，应戒烟限酒，以清淡的食物为主，忌食辛辣刺激、油腻厚味之物，适量吃清肝泄热之物，如菊花、绿豆、莲心、苦瓜、白菜、山楂、青梅。 **3**

金针菜：又称为"忘忧草"，具有平肝泻火、疏肝解郁、利尿消肿等功效，对肝火上炎引起的烦躁易怒有较好的食疗作用。

郁　金：味辛、苦，性凉，归心、肝、胆经。其芳香透达，可升可降，具有行气活血、疏肝解郁、清心安神、清热凉血的功效。

菊　花：味甘、苦，性微寒，归肺、肝经，有平肝明目、清热泻火的功效，适合肝火上炎型烦躁易怒的女性食用。

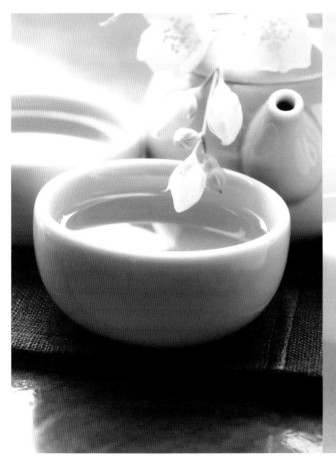

民间偏方

¡郁金菊花枸杞茶¡

枸杞10克，杭菊花5克，绿茶包1袋，将枸杞、杭菊花与绿茶一起放入保温杯，冲入沸水浸泡，即可饮用。此品润肺泻火，杭菊花调气解毒、疏散风热，绿茶提神清心。

治烦躁易怒妙招：按摩法

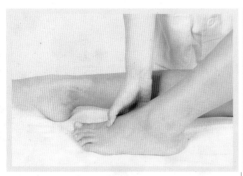

①用拇指按揉太冲穴3分钟，力度适中，以有酸胀感为宜。

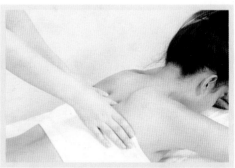

②用拇指按揉心俞穴3分钟，力度适中，以有酸胀感为宜。

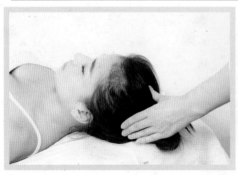

③用拇指按揉百会穴5分钟，力度适中，以局部温热舒适为宜。

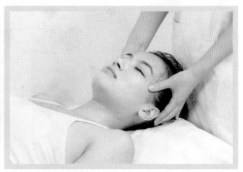

④用拇指按揉太阳穴5分钟，力度适中，以有酸胀感为宜。

注意事项

年老体弱、久病气虚等体质虚弱，甚至连轻微按摩手法都无法承受的患者，应该慎用或者是禁用头部按摩手法进行治疗。